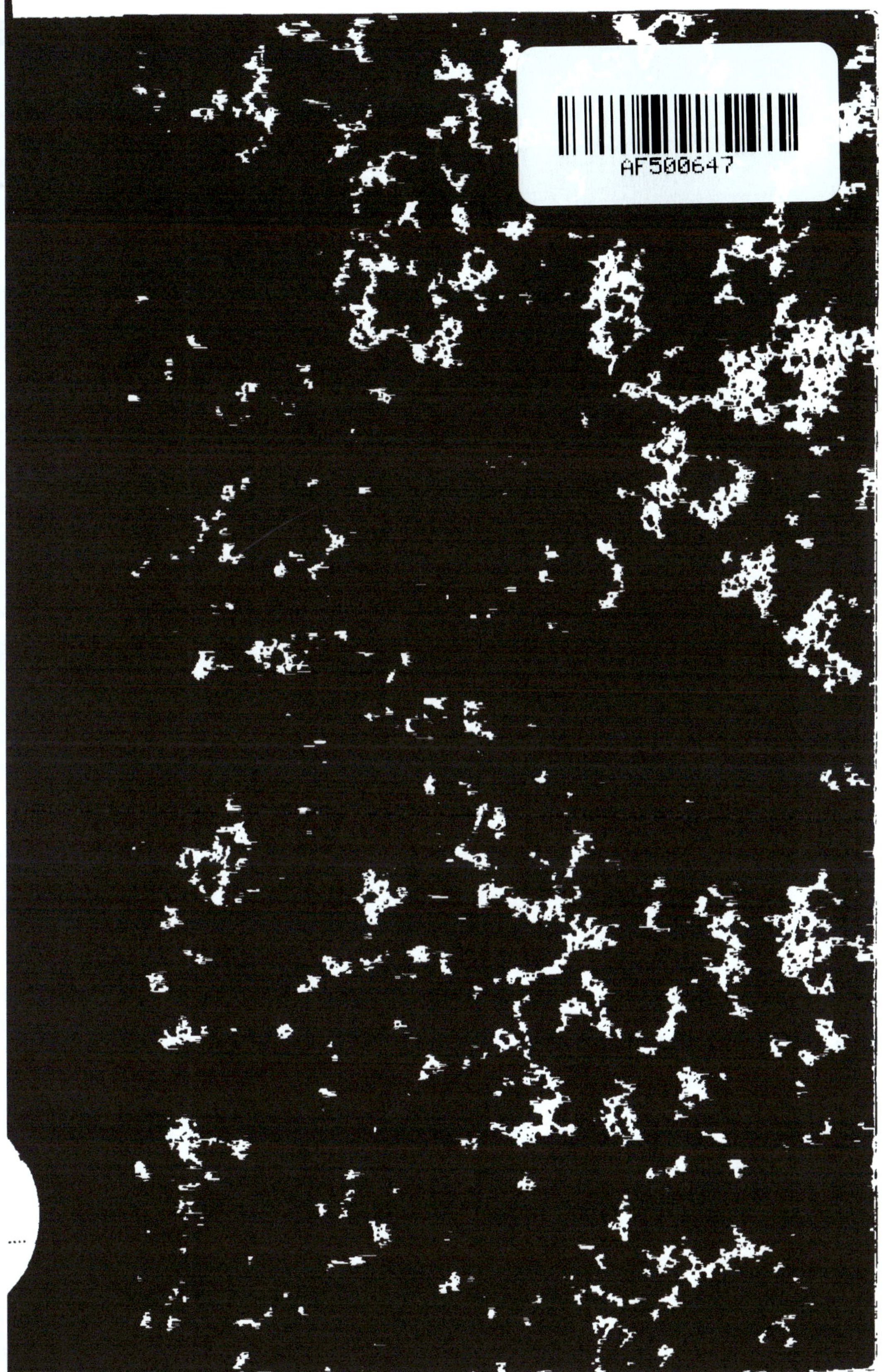
AF500647

PRINCIPES

DE BIOLOGIE

APPLIQUÉS A LA MÉDECINE

DU MÊME AUTEUR

Contributions to the Natural History of Fresh Water Fishes of North America. I A Monograph of the Cottoids. 3 planches. (Smitshonian Contributions to Knowledge. Vol. III, Washington, 1851, in-4o).

Researches upon Nemerteans and Planarians. I. Embryonic development of Planocera elliptica. 3 planches. (Journal of the Academy of Natural Sciences of Philadelphia. New series. Vol. II, 1854, in-4o).

Contributions to the Fauna of Chile. Reptiles, Fishes and Crustacea. 12 planches. (U. S. Naval Astronomical Expedition to Chile, under the Command of Lieut. Gilliss. 1856, in-4o.

Herpetology. In-4o de 400 pages, avec atlas in-folio de 32 planches. (U. S. Exploring Expedition under the Command of Captain Wilkes. Vol. XI, 1859).

Herpetology. (Explorations and Surveys of the Valley of the great Salt Lake of Utah under the command of captain Howard Stansbury. Philadelphia, 1852, in-8o avec figures).

Ichthyology. (Reports of Explorations and Surveys for a Railroad route from the Mississipi River to the Pacific Ocean. Washington, Vol. X, 1859, in-4o, 38 planches).

Ichthyology. (U. S. and Mexican Boundary Survey under the Command of Colonel Emory. Washington, 1853, in-4o, 20 planches).

Catalogue of North American Reptiles in the Museum of the Smithsonian Institution. Part I. Serpents. 1853, in-8o, 172 pages. (En collaboration avec Spencer F. Baird).

Essay on the classification of Mammalia. Avec un plan biologique. (Proceedings of the American Association for the advancement of Sciences. Vol. IV, 1851, New-Haven, in-8o).

La vie au point de vue physique ou physiogénie philosophique. Paris, 1860, in-18 jésus, 72 pages.

Poissy. — Typ. S. Lejay et Cie.

PRINCIPES
DE BIOLOGIE
APPLIQUÉS A LA MÉDECINE

PAR

LE DOCTEUR CH. GIRARD

Cycles et épicycles.

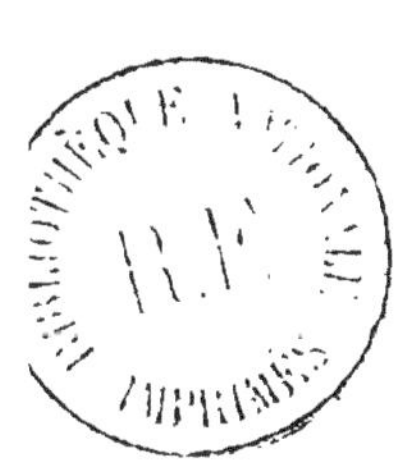

PARIS
J.-B. BAILLIÈRE ET FILS
LIBRAIRES DE L'ACADÉMIE DE MÉDECINE
Rue Hautefeuille, 19, près du boulevard Saint-Germain

Londres — BAILLIÈRE, TINDALL AND COX | **Madrid** — CARLOS BAILLY-BAILLIÈRE

1872

A

LOUIS AGASSIZ

PROFESSEUR

LAWRENCE SCIENTIFIC SCHOOL, HARVARD COLLEGE
CAMBRIDGE, MASSACHUSSETTS.

En souvenir de nos études biologiques pendant mon séjour en Amérique.

CH. GIRARD.

TABLE DES MATIÈRES

INTRODUCTION

En 1849, M. Ed. Desor annonçait au monde savant la découverte d'un nouveau liquide organique, un liquide générateur de la vie, le *liquide biogène* [1].

Ce liquide devait, selon cet auteur, présider à la formation de l'œuf, point de départ de tout être organisé.

M. le professeur Agassiz, dont j'avais été

1. Comptes rendus des séances de la Société d'histoire naturelle de Boston. Vol. III, 1849, p. 85, et Journal américain des sciences et des arts par *Silliman*, 2e série, vol. VII, 1849, p. 395.

l'élève, et dont j'étais le collaborateur à cette époque, me chargea de vérifier les faits et d'étudier le phénomène en question.

Mes recherches furent longues et assidues, et, en 1850, j'arrivai à pouvoir démontrer que M. Desor s'était trompé, que son liquide biogène n'était autre chose que de l'albumine, et, dans le *Journal de Silliman* [1], je réfutai sa théorie de la formation de l'œuf.

J'étendis alors le champ de mes recherches : j'étudiai comparativement les œufs en voie de formation, chez les mammifères, les oiseaux, les reptiles, les poissons, les insectes, les crustacés, les vers, les mollusques céphalopodes, gastéropodes, acéphales et bryozoaires, les oursins, les étoiles de mer, les méduses et les polypes, c'est-à-dire des œufs de toutes

1. Journal américain des sciences et des arts, 2e série, vol. IX, 1850, p. 399.

les classes du règne animal, afin de m'assurer si l'*exogénèse cellulaire*, entrevue par Martin Barry [1], était un fait constant chez tous, un fait général.

Je le retrouvai partout : dans l'œuf en voie de formation, avant la fécondation, de même dans l'embryon après l'accomplissement de cet acte.

La formation du cœur, celle des artères et des veines, la formation première du fluide nourricier, que j'observai également, me conduisirent à diriger mes études sur le phénomène nutritif : je me posai, comme questions nouvelles : quelle est la nature du fluide nourricier ? comment s'opère la nutrition elle-même ?

Dans les recherches nombreuses que j'en-

1. *Transactions de la Société royale de Londres*, 1840, p. 529.

trepris à cet effet, ne trouvant nulle part de solution de continuité dans la nutrition de l'embryon, avant ainsi qu'après son éclosion, laquelle consiste en une addition de cellules élaborées par la fabrique animale, je supposai, pour un instant, que la fibrine, chez l'adulte, devait être cellulaire à l'instar du jaune de l'œuf.

Je fis alors, sur un herbivore ruminant, des expériences qui me prouvèrent que la fibrine, c'est-à-dire l'élément nutritif proprement dit, n'était en effet qu'un amas de petites cellules : la fibrine ayant été obtenue isolée des autres ingrédients du sang, sa *structure cellulaire* devint évidente sous un grossissement de 1000 à 1200 diamètres.

Ces deux grands faits : l'exogénèse cellulaire, et la structure cellulaire de la fibrine, devaient modifier sensiblement les idées reçues sur les phénomènes physiques de la vie.

A cette époque, je publiai en anglais, comme simple esquisse d'un ouvrage auquel je me promettais de donner ultérieurement plus de développement, une brochure [1] que je fis parvenir à M. Flourens.

Voici ce que nous lisons à cet égard dans les comptes rendus de l'Académie des sciences, séance du 17 mars 1856.

« M. le secrétaire perpétuel signale, parmi les pièces imprimées de la correspondance, un opuscule publié à Washington par M. Girard sous le titre de *Life in its physical aspects*. (La vie au point de vue physique.)

« Cet opuscule, destiné au concours pour le prix de physiologie expérimentale, est accompagné d'une note dont nous reproduisons le passage suivant : »

« J'ai fait une observation que je crois im-

1. C'est cette même brochure que je traduisis en français, en 1859, sous le titre : *La vie au point de vue physique ou physiogénie philosophique*. J.-B. Baillière et fils, 1860, in-12, 72 pages.

« portante : j'ai trouvé la fibrine ou partie nu- « tritive du fluide nourricier, ou sang, com- « posée de cellules à peine visibles sous un « grossissement de 900 diamètres. Ces cel- « lules sont difficiles à analyser par les « moyens ordinaires de manipulation. Pour « les obtenir dans un état d'isolement, il est « nécessaire que le sang soit maintenu dans des « conditions telles, qu'il perde sa température « naturelle d'une manière insensible et gra- « duelle. Lorque l'abaissemcnt de la tempéra- « ture s'opère d'une manière subite, il se « forme alors ce que nous appelons le caillot, « dont les éléments essentiels sont les cellules « de la fibrine agglomérées en filières (fila- « ments), ou d'autres manières. Dans cet « état, les cellules de la fibrine ont déjà, en « majeure partie, perdu leur structure et leur « forme primitives ; elles sont presque mécon- « naissables. Dans leur état d'isolement, les « cellules de la fibrine ressemblent, à s'y mé-

« prendre, aux cellules vitellaires de l'œuf; « les unes et les autres jouent un rôle analo- « gue dans la fabrique animale. »

« Sur de tels faits, je fonde une doctrine « nouvelle de la vie physique, brièvement « exposée dans le travail que j'ai l'honneur « de soumettre au jugement de l'Acadé- « mie » [1].

Je crois utile de faire remarquer à cette occasion que l'expression de « cellules à peine visibles sous un grossissement de 900 diamètres » signifiait dans mon esprit que, tout en étant *à peine visibles*, elles étaient néanmoins *très-distinctes*, comme une étoile de neuvième ou de douzième grandeur peut être parfaitement distincte quoique à peine visible à l'œil nu.

1. Comptes rendus de l'Institut (Académie des sciences. Vol. XLII, 1856, p. 514.

Plus tard, ayant fait usage de grossissements plus puissants, non-seulement ces cellules étaient très-distinctes et isolées les unes des autres, mais on pouvait, en outre, distinguer dans chacune d'elle un point nucléolaire.

Ce sujet offre assez d'importance pour que je croie devoir donner ici quelques détails sur la méthode expérimentale suivie dans ces recherches.

J'introduis une épingle dans un globe vitellaire (jaune d'œuf), je reporte la pointe de cette épingle sur une plaque de verre, elle y laisse une empreinte de substance vitellairé, presque imperceptible à l'œil, mais qui, vue au microscope, apparaît comme un petit corps opaque. Je comprime ce petit corps opaque entre deux plaques de verre et j'obtiens une nébuleuse dans laquelle plonge mon instrument d'optique sans pouvoir la résoudre. J'étends cette nébuleuse dans une goutte d'eau tiède et distillée, je comprime de nouveau, et alors seulement apparaissent, isolées et distinctes, comme autant de petits globules transparents, les cellules constitutives du vitellus, lesquelles possèdent un seul nucléus central ayant l'aspect d'une petite tache. On dirait une vésicule germinative avec une tache germinative isolée de la sphère vitellaire.

L'analyse intime, microscopique de la fibrine, était entourée de plus de difficultés en s'en tenant aux méthodes expérimentales jusqu'alors en usage : tirer du sang d'une artère ou d'une veine, laisser le caillot se former, laver ce caillot à grande eau afin de le débarrasser de tous les globules rouges, blancs et autres ingrédients accessoires du liquide sanguin. La fibrine ainsi obtenue, bonne pour l'analyse chimique, ne répond plus au *deside-*

ratum biologique. Le seul fait de son agglomération, en paquet ou en filaments, implique une métamorphose pathologique. Il y a désorganisation en elle aussitôt qu'elle est soustraite à l'action de la vie. Pour analyser cette substance compacte à l'aide du microscope, il faut la diviser, et à supposer que dans les manipulations on ne fasse usage que de moyens mécaniques, on ne peut qu'ajouter à la désorganisation déjà signalée; en sorte que quand on arrive à pénétrer la masse en question, la structure intime de ses particules constitutives (cellules) est tellement oblitérée qu'on se trouve en présence d'une substance, amorphe selon toute apparence. Ce n'est pas tout à fait cette continuité de structure particulière à l'huile et à l'albumine (p. 21), mais un amas informe de quelque structure méconnaissable.

Tous les autres procédés de séparation de

la fibrine du reste du sang sont entachés des mêmes défauts. Tous satisfaisants au point de vue de l'analyse purement chimique, ils laissent tout à désirer au point de vue de l'étude biologique.

Il s'agissait, par conséquent, de recourir à une méthode expérimentale, à l'aide de laquelle on put obtenir les cellules de la fibrine dans un état d'isolement comparable à celui où se trouvent les cellules constitutives du jaune de l'œuf. Pourquoi ces dernières se trouvent-elles ainsi groupées sans altération de structure? Précisément parce qu'elles n'ont pas encore reçu l'impulsion du développement embryonnaire.

Soustraire graduellement les cellules de la fibrine à l'influence de la vie, afin de les empêcher de s'agglomérer en caillot ou en filaments et les conserver dans un état normal pour l'examen microscopique, tel était le problème.

Je pris un cerf adulte dans les meilleures conditions de santé. Une artère et une veine furent ouvertes de façon à obtenir une extinction graduelle de la vie par voie hémorrhagique. Le cœur, dans ces circonstances, vécut plus longtemps que les autres organes; ses mouvements, en perdant de leur intensité, permirent à une petite quantité de sang de séjourner dans ses cavités et de demeurer ainsi sous l'influence décroissante de la vie. Il en résulte que la fibrine de ce sang y resta sous la forme de bouillie, laquelle bouillie, étendue de sérum, fut placée sous le microscope alors qu'elle était encore tiède de la chaleur animale; la nature cellulaire de la fibrine devint aussi apparente et aussi distincte que celle du vitellus. Les cellules avaient la même apparence, semblables à de petits globules transparents, au centre desquels on discernait nettement un point opaque, le nucléus ou noyau.

Nul besoin de prévenir mes lecteurs que le livre que j'offre aujourd'hui à leurs méditations n'est encore qu'un Prodrome. Dans un avenir prochain, ces *Principes de biologie* recevront de ma part tout le développement que comporte un aussi beau sujet. Je reprendrai de même, dans un traité séparé, tout ce qui a trait à leur application à la thérapeutique générale.

CH. GIRARD.

Paris, le 1er Octobre 1871.

PRINCIPES

DE BIOLOGIE

I

PHYSIQUE ET MÉTAPHYSIQUE

Il y a dans tout être animé une double nature l'une est matérielle, l'autre, immatérielle.

La nature matérielle revêt un contour défini, une forme particulière, propres à chaque espèce, constituant des corps tangibles et visibles pour nos sens; la nature immatérielle est sans forme ni contour, impalpable et invisible pour nos sens.

Que l'on nomme cette dernière principe immatériel, esprit ou âme, cela ne touche pas au fait de son existence : considérons-la comme la condition *sine quâ non* de la manifestation physique des êtres animés. C'est à sa sphère que se rattachent les actes moraux et les tendances morales du domaine exclusif de la philosophie.

Ce travail est consacré à la nature physique des êtres animés : les phases diverses qu'ils parcourent, dès leur évolution ou manifestation première, jusqu'au terme de leur existence terrestre, réalisant ce que l'on peut communément appeler les phases ou les *aspects physiques de la vie*.

Les aspects physiques de la vie, qui constituent le domaine de la biologie, sont le résultat d'une série de fonctions, toutes dépendantes d'une seule et unique fonction, laquelle préside à toutes les époques, à toutes les phases de la vie animale : en d'autres termes, *la loi sous l'empire de laquelle les êtres organisés font leur première apparition est la loi qui les régit durant toute la durée de leur existence.*

Le but principal que nous nous proposons, c'est la recherche des phénomènes de la vie organique, c'est-à-dire l'élaboration de la matière, sa diversification, son assimilation ou transformation dans les régions diverses qu'elle occupe et les organes variés qu'elle constitue.

La pensée mère de ce travail pourrait dès-lors se formuler brièvement de la manière suivante :

LES PHÉNOMÈNES DE LA VIE ORGANIQUE ONT LIEU COMME SI LA FABRIQUE ANIMALE N'AVAIT POUR BUT QUE L'ÉLABORATION DE CELLULES.

Premièrement. — Tous les organes, tous les tissus sont composés de cellules modifiées ou métamorphosées de diverses manières.

Secondement. — La forme première sous laquelle l'être organisé se manifeste est celle d'une cellule.

Troisièmement. — L'expression la plus simple de l'être organisé est également une cellule.

Quatrièmement. — Le développement ultérieur de l'être organisé n'est qu'une simple multiplication de cellules.

Cinquièmement. — L'acte de la nutrition est un remplacement pur et simple de cellules usées par des cellules nouvelles.

Telle est l'hypothèse, la théorie ou la loi, soit qu'on l'envisage comme hypothèse, théorie ou loi.

II

HISTOLOGIE

Les recherches microscopiques sur les tissus organiques, en général, ne laissent plus de doute quant à la structure cellulaire de tous les organes de la fabrique animale, quels que soient les matériaux constitutifs de la charpente organique tout entière.

La démonstration de ces faits est consignée dans de nombreux et remarquables travaux qui forment aujourd'hui une branche importante de l'anatomie générale.

Ce serait nous écarter trop de notre sujet que d'entreprendre l'analyse des documents qui érigent la théorie cellulaire en un corps de doctrine. Nous ne disputerons pas non plus avec ceux qui pourraient encore la nier. Pour notre part, nous la croyons philosophique et vraie; toutes nos recherches et toutes nos études nous l'ayant partout révélée.

La théorie cellulaire est donc le point de départ de cet essai, l'axe pivotal autour duquel les divers chapitres se groupent comme autant de faisceaux.

III

THÉORIE CELLULAIRE

Il y a dans la structure de l'animal des *cellules primordiales* de leur nature et d'autres cellules, qui, prenant naissance dans l'intérieur des premières, seront désignées ici sous le nom de *cellules dérivées ou protéennnes.*

1° — Les *cellules primordiales* naissent de l'union de deux liquides que nous considérerons pour le moment comme primaires, lesquels se combinent d'après une loi d'affinités réciproques.

2° — Les *cellules dérivées ou protéennes* naissent et se développent dans l'intérieur des cellules primordiales, selon le principe de l'exogénèse.

IV

CELLULES PRIMORDIALES

Les expériences d'Ascherson [1], expériences trop oubliées, nous ont fait connaître le mode de formation artificielle des cellules primordiales, qui consiste à mettre en contact de la graisse liquide, ou ce qui revient au même, de l'huile avec de l'albumine, à la température ordinaire de la chaleur animale.

En examinant au microscope de la graisse liquide ou de l'huile, de même que de l'albumine, dans leur état de pureté parfaite, ces substances présentent cet aspect particulier dénommé *continuité de structure* : c'est-à-dire sans structure aucune, homogénéité complète de la masse. Un contact de ces

1. *Comptes rendus de l'Institut* (Académie des sciences), vol. VII, 1838, p. 837.

substances entre elles n'a pas plutôt lieu, que des cellules se forment presque instantanément. Un examen attentif de ces cellules permet de s'assurer que l'huile ou la graisse liquide en forme le contenu, tandis que l'albumine en constitue l'enveloppe, sous l'aspect d'une membrane dont la formation graduelle a été étudiée et minutieusement décrite [1].

Les cellules primordiales que je puis ainsi produire dans mon laboratoire sont tellement semblables aux cellules primordiales qui se forment dans la fabrique animale, que le biologiste le plus expert pourra se méprendre à leur égard.

Et cependant elles ne sont nullement identiques, philosophiquement parlant, puisque les cellules de formation artificielle ne parcourent aucune des phases ultérieures du développement qui caractérisent les cellules primordiales de la fabrique animale. Cette dernière, véritable laboratoire de la vie, imprime aux cellules de sa propre création le développement et la vie, tandis que les cellules artificielles, isolées de la force créatrice, ne par-

1. Dans les *Archives d'anatomie, de physiologie et de médecine*, éditées par J. Müller, Berlin, 1840, p. 44.

courent aucune évolution : la vie ne peut leur être communiquée artificiellement.

Le principe vital est placé au-delà du cadre de nos expériences.

Nous ne pouvons imprimer la vie par des moyens mécaniques. Encore moins la matière inanimée aurait-elle le pouvoir de la produire.

Le point de départ des êtres vivants, leur raison d'existence, sont entièrement du domaine de la métaphysique; leur appréciation échappe à la sphère, à l'intelligence humaines.

V

CELLULES PROTÉENNES

Les cellules protéennes naissent et se développent dans l'intérieur des cellules primordiales, mais dans les cellules primordiales seules, que crée la fabrique animale.

Nous assisterons à leur mode de formation, dans l'œuf et l'embryon d'abord; puis, un peu plus loin, à l'occasion du fluide nourricier.

VI

ŒUF ET ZOOSPERME

Tout être vivant provient d'un œuf; l'adage ancien « *omne vivum ex ovo* » est aujourd'hui une vérité scientifique. Mais l'œuf lui-même, tel que le connaissaient les anciens, est déja un être : un être, qui a passé par diverses phases biologiques, et qui, par conséquent, a déjà une histoire.

C'est cette histoire que nous allons brièvement raconter.

Un organe spécial, l'ovaire, est préposé à l'élaboration de l'œuf.

Les recherches sur le développement de l'œuf, dans les diverses classes du règne animal, nous ont appris qu'il existait un moment dans son histoire où il ne différait pas des cellules ordinaires de l'économie.

Et qu'il existait un autre moment, où ces cellules,

destinées à devenir des œufs, augmentaient de volume en même temps que, dans leur intérieur, s'accumulaient des générations successives de jeunes cellules, préparant ainsi l'œuf proprement dit.

Les phases par lesquelles passe une cellule organique, destinée à devenir un œuf, sont les suivantes : elle croît en diamètre; le nucléus qu'elle contient s'accroît pareillement, par expansion, et devient une cellule d'une certaine dimension au centre de laquelle on aperçoit un ou plusieurs points opaques.

La première cellule agrandie, c'est l'œuf; la seconde, c'est la vésicule germinative, ou vésicule de Purkinje, et le point ou les points opaques, la tache ou les taches germinatives des embryogénistes.

La règle générale c'est la multiplicité des taches dites germinatives. Si, dans la plupart des auteurs nous n'en trouvons qu'une de mentionnée, surtout dans la classe des mammifères, la raison en est que la vésicule n'a été observée par eux que durant une courte période de son histoire, et alors que cette tache est encore unique : celle-ci est le point de départ des taches plus nombreuses que l'on observe à une période subséquente.

Martin Barry [1] a observé, dès 1840, que la vésicule germinative de l'œuf du lapin contenait un grand nombre de taches. La même année, M. G. Valentin [2] annonçait que, chez l'oursin, on observait souvent un corps rond et opaque au centre de la tache germinative. L'année suivante, Van Beneden [3] constatait chez l'œuf de l'Hydractinie rosée un granule dans la tache germinative. Trois années plus tard, le même auteur [4] désignait le dit granule sous le nom de corpuscule. J'ai observé les mêmes faits, en 1848, chez l'oursin des côtes du Massachussetts. L'année suivante, M. Desor signalait chez un annélide et un polype que la tache germinative, à un moment donné, apparaissait non plus comme un point opaque, mais bien plutôt comme une petite sphère creuse à bords épais et à centre transparent. Croyant à un emboîtement indéfini des cellules, comme c'est le cas pour les cellules vitellaires, M. Desor [5] désigna

1. Dans les *Transactions de la Société royale de Londres.*
2. Anatomie du genre Echinus, p. 105. pl. VIII. fig. 167.
3. *Bulletin de l'Académie de Bruxelles.*
4. *Mém. Acad. Brux.* XVII, p. 62, pl. VI, fig. 6.
5. *Journal américain des Sciences et des Arts.* 2e série, vol. VII, 1849, p. 398.

l'espace transparent de la tache germinative sous le nom de *Vesicula Valentini.*

Toutefois, en poursuivant l'histoire de la tache germinative, on observe une série non interrompue entre le corps rond et opaque de Valentin, la vésicule transparente de M. Desor et les nombreuses taches germinatives de Martin Barry : le corps rond et opaque grandit; en grandissant par expansion, le centre devient transparent, la substance de la tache germinative forme un anneau qui se fractionne et donne ainsi naissance à un nombre plus ou moins considérable de petits points opaques qui qui sont les taches germinatives.

Ces taches germinatives sont les analogues des noyaux ou globulins des leucocytes.

La vésicule germinative, au point de vue morphologique, ne serait qu'une cellule épithélienne, jouant un rôle temporaire dans l'histoire de l'œuf, antérieurement à la fécondation.

Le contenu de l'œuf ainsi que celui de la vésicule, dite germinative, est un liquide transparent, le liquide biogène de M. Desor : liquide albumineux pour les biologistes.

Tel est l'œuf primitif : c'est la première phase de son histoire, celle qui le différencie des autres cellules de l'économie.

Dans l'aire albumineuse et transparente, placée entre la membrane de l'œuf et la vésicule dite germinative, apparaissent maintenant de petits points opaques et clair-semés, futurs noyaux de futures cellules dans lesquelles se développeront d'autres noyaux et d'autres cellules, et c'est ainsi que, se multipliant par exogénèse, les cellules arrivent graduellement à constituer la sphère vitellaire de l'œuf. Car, dès que la troisième génération de cellules apparaît, l'enveloppe de la cellule grand'mère disparaît, libérant son contenu. Et ainsi de suite jusqu'à la maturité de l'œuf.

Ainsi de l'œuf proprement dit : c'est la deuxième phase de son histoire, celle durant laquelle s'est formée la substance d'où sortira l'être nouveau.

La maturité de l'œuf c'est sa grandeur, son volume définitif. A cette époque, le jaune se compose de cellules extrêmement petites, à structure homogène et dans un état apparent de repos absolu : le travail de la multiplication des cellules ayant cessé.

L'œuf, jusqu'ici, est préparé exclusivement par la femelle. Cependant il ne pourra remplir sa destinée sans le concours du mâle.

Le zoosperme, pas plus que l'œuf, ne naît spontanément. L'histoire de son développement est le pendant de celle de l'œuf.

Le spermaire est l'analogue de l'ovaire : c'est l'organe préposé à l'élaboration du zoosperme.

Des cellules spermatiques, d'abord semblables en tous points aux cellules organiques, s'y développent ; dans l'intérieur de ces cellules spermatiques apparaissent des noyaux opaques qui, eux-mêmes, deviennent petites cellules : ces dernières seront les zoospermes. Pendant que d'autres noyaux se développent dans l'intérieur de ces futurs zoospermes, ceux-ci acquièrent un appendice caudal, filiforme, enroulé.

Une époque de maturité arrive pour la cellule spermatique comme pour l'œuf ; à ce moment-là, elle crève et laisse échapper son contenu : ce sont les zoospermes en pleine activité : c'est l'instant de la fécondation.

VII

FÉCONDATION

Nous avons déjà décrit les phénomènes si curieux de la fécondation[1].

Lorsque les zoospermes arrivent en présence de l'œuf, ils l'entourent de toutes parts, s'élancent pour le frapper de leur tête, reculent pour se lancer de nouveau, le frapper encore, et celà une infinité de fois. Ils s'arrêtent parfois un instant, la tête appliquée contre la surface de l'œuf, paraissant vouloir le pénétrer ; en tous cas, y adhérant fortement, en faisant vibrer leur appendice caudal : c'est dans cette attitude que nous les avons vus rester comme « exténués sur le carreau » où ils se décomposèrent. L'appendice caudal fut le premier à disparaî-

1. *Journal de l'Académie de Philadelphie.* Nouvelle série, vol. II, 1854, p. 307 (avec figures).

tre ; la tête restant seule, pour un instant, présentait l'aspect d'une cellule épithélienne, avec ses nombreux noyaux, ou globulins, dont l'histoire forme le pendant de celle de la vésicule germinative. Puis, le tout disparut.

L'acte de la fécondation serait accompli.

Une théorie, née en Allemagne, donne sur la fécondation une interprétation différente de celle qui précède.

D'après la théorie germanique, l'œuf serait pourvu, sur un point quelconque de sa surface, d'un trou en entonnoir, infiniment petit, le *micropyle,* par lequel un zoosperme pénétrerait dans l'œuf, irait se loger au centre du jaune, où il deviendrait le point de départ de l'embryon futur, sinon l'embryon lui-même.

C'est en cherchant à vérifier les prétendus faits qui ont servi de point de départ à cette théorie, que nous avons recueilli les observations que l'on vient de lire concernant la fécondation.

Le micropyle a constamment échappé à nos recherches, répétées sur des milliers d'œufs. Dans le nombre des zoospermes, que nous n'avons pas quittés de l'œil durant l'accomplissement de leur fonction, aucun, à notre connaissance, n'est entré dans l'œuf. Nous aurait-il échappé? C'est dans l'ordre des choses possibles; la ténuité et la transparence des zoospermes étant extrêmes. Admettons que les zoospermes aient pour mission de pénétrer dans le vitellus, ce n'est pas par l'intermédiaire d'un micropyle. La membrane vitellaire est extrêmement tenue, puisque jusqu'ici aucun embryologiste n'a pu lui reconnaître de structure : tous les points de sa surface sont pénétrables. Une fois dans l'œuf, c'est-à-dire dans le vitellus, aucun d'eux ne s'y fixe comme germe; ce point est démontré par l'histoire ultérieure de l'œuf: les observateurs qui ont constaté la présence des zoospermes en dedans de la membrane coquillère les ont perdu de vue. Ils se sont désagrégés, et les noyaux ou globulins qu'ils contenaient se sont dispersés, évanouis, sans laisser la moindre trace de leur présence.

L'acte de la fécondation pourrait en pareil cas se comprendre comme suit :

La femelle préparerait l'œuf, c'est-à-dire les matériaux de l'être futur; la vésicule germinative contiendrait l'essence de son sexe.

Le mâle préparerait le zoosperme, cellule analogue à la vésicule germinative, laquelle contiendrait pareillement l'essence de son sexe.

En arrivant dans le vitellus, les zoospermes disparaîtraient, leur contenu se mélangerait à celui de la vésicule germinative : le développement de l'embryon s'ensuivrait.

VIII

EMBRYOGÉNIE

Après la fécondation, le développement.

Une activité nouvelle se manifeste dans les cellules vitellaires prises séparément, une à une, ainsi que dans la sphère vitellaire considérée dans son ensemble :

La sphère vitellaire se fractionne d'après une progression géométrique : elle se divise d'abord en deux sphères, puis l'instant après en quatre, puis en huit, seize, trente-deux, soixante-quatre, etc., etc., jusqu'à ce que, revenant à l'apparence d'une sphère unique, le vitellus présentera l'aspect d'une mûre.

Au début de ce fractionnement, la vésicule ainsi que les taches germinatives ont disparu de la masse vitellaire; chaque sphère de fractionnement, jusqu'à la dernière limite, ayant son centre creux et transparent.

Ce fractionnement rappelle involontairement un travail de pétrissement général de la pâte embryonnaire, le vitellus.

Et tandis que ce pétrissement de la masse entière s'opère, les cellules vitellaires (les cellules constitutives du jaune), toutes individuellement, poursuivent ce travail mystérieux, intime de la vie cellulaire dont nous avons parlé plus haut (p. 29) : un travail de diversification, d'hétérogénité, commence au sein de toutes ces cellules, jadis homogènes, et dont le but réel est de contribuer à la formation de parties, de régions organiques diverses dans la substance embryonnaire.

Car, déjà à cette phase du développement, le jaune, ou sphère vitellaire, est devenu embryon.

Ici commence un mouvement de rotation de cette sphère sur son axe, mouvement qui, chez certains animaux sans vertèbres, donne lieu aux phénomènes suivants :

Pendant le fractionnement, des cellules vitellaires peuvent se détacher de la masse et flotter librement dans la zone albumineuse ambiante.

Durant ce mouvement de rotation de la sphère embryonnaire, mouvement d'une extrême vitesse, les cellules vitellaires, détachées de la masse, sont entraînées dans le mouvement rotatoire. Lorsqu'il y en a une suffisante quantité pour permettre à un certain nombre d'entre elles de se grouper ensemble, elles forment alors une petite sphère qui tourne autour de la sphère principale, comme un satellite autour d'une planète. Cette petite sphère tend à vivre de sa propre vie en s'organisant à l'instar de la sphère principale.

Lorsque, au contraire, elles sont peu nombreuses et restent isolées dans la zone albumineuse, elles sont pareillement entraînées par le mouvement rotatoire de la masse principale; mais bientôt elles augmentent de volume, deviennent translucides et laissent apercevoir, dans leur intérieur, de petits points noirs, qui représentent autant de noyaux, prédestinés à devenir cellules, mais que leur isolement de la masse-mère a empêché de se développer, et demeurant sans but, elles s'étiolent et deviennent épithéliennes.

Quelquefois on peut assister à des phénomènes plus étranges encore :

Pendant que la masse embryonnaire, toujours sous l'impulsion de la force qui la pousse à se mouvoir, et est entourée de un ou plusieurs satellites, il se détache de tout le pourtour de la sphère embryonnaire,une bande étroite de substance, simulant un anneau, au centre duquel la sphère, diminuée d'autant, continue à se mouvoir comme auparavant. L'anneau lui-même est soumis à un mouvement concentrique, et alors se déroule sous nos yeux le spectacle céleste de Saturne avec son anneau et ses satellites[1].

Ces mouvements ne s'arrêtent pas abruptement, mais diminuent graduellement; puis l'éclosion arrive: c'est la libération de l'embryon, ou de la larve, selon l'occurence.

Peu de temps avant l'éclosion, l'anneau embryonnaire est réduit en fragments, lesquels conservent une certaine vitalité, donnant lieu parfois à des embryons,ou larves, diminutifs du premier, mais n'atteignant pas le même degré de développement.

1. Ces considérations, auxquelles M. Desor a fait allusion en 1849, je les avais combattues l'année suivante. Le développement que je leur donne aujourd'hui repose sur des études subséquentes plus étendues.

Au fur et à mesure que l'embryon se développera, les organes divers dont il sera successivement composé, feront leur apparition dans l'ordre relatif de leur importance : les organes essentiels d'abord, puis ceux d'un rang subordonné.

A l'époque de l'éclosion, ou de la parturition, l'être nouveau est pouvu d'organes variés, composés de cellules diversifiées ; si bien qu'un examen microscopique déterminera l'organe auquel elles appartiennent.

Toute cette diversité de structures, que nous observons déjà sur l'embryon nouvellement éclos, a pris origine dans une substance des plus homogènes. Des substances, dont l'analyse chimique n'aurait pu révéler l'existence dans l'œuf avant son développement, par et conséquent avant sa fécon dation, ont successivement fait leur apparition pendant le développement de l'embryon.

Mais, dira-t-on, d'où proviennent ces substances? L'organisme les aurait-il créées. Assurément non : la matière ne se crée point elle-même. La fabrique animale les produit par la transformation des substances homogènes qu'elle tient sous sa puissance. Cependant il ne faut pas perdre de vue que cette transformation s'opère sous l'influence de la chaleur. La chaleur joue un rôle important dans l'acte de la transformation des substances dans l'intérieur de l'économie. Et ce n'est point déraisonner de supposer que les éléments oxygène, hydrogène carbone et azote pénètrent l'œuf, imbibent en quelque sorte la substance vitellaire, pendant qu'elle se transforme ou se métamorphose.

La même théorie peut rendre compte de la formation du vitellus dans l'enveloppe première de la cellule primordiale. Cette cellule primordiale, toutefois, est sous la puissance de la fabrique vivante du parent, de l'être transformateur, et entourée de liquides primaires par l'intermédiaire desquels le développement de sa substance peut s'opérer par le procédé de l'endosmose.

Citons un exemple de ce développement. Les cellules primordiales, — et par conséquent les œufs primitifs, — avons-nous dit, sont un composé de substances grasses d'un côté, et d'albumine de l'autre; l'albumine formant la membrane ou le *contenant*, tandis que les substances grasses en constituent le *contenu*. Pour transformer ce contenu en cellule, ou en noyaux qui constituent le premier degré des cellules, une addition d'albumine est nécessairement requise, et l'on peut facilement admettre que cette albumine pénètre l'enveloppe primordiale par endosmose. De même, les substances grasses devenant nécessaires, elles y pénétreraient par endosmose également.

Mais ici nous touchons à l'acte final et impalpable de la vie physique, lequel échappe à nos observations.

Résumons brièvement ce chapitre : l'animal, depuis son origne jusqu'à sa maturité ou développement complet, accroît sa masse par une addition de cellules à ses divers organes, — cellules homogènes, élaborées par sa propre fabrique, et mises à la disposition de chaque organe, de chaque tissu qui assimilent, transforment ces cellules homogènes en la structure qui leur est propre.

Par conséquent : la loi qui préside à la manifestation première d'un être vivant est la même qui prévaut à travers toutes ses phases, toutes ses métamorphoses, toutes ses périodes de croissance; en d'autres termes : *les moyens que la nature emploie en vue de la perpétuité des espèces sont les mêmes que ceux auxquels elle a recours pour le développement et le maintien de la vie matérielle ou physique.*

IX

ÉLÉMENTS ORGANIQUES

En considérant la cellule primordiale comme la particule biologique élémentaire des tissus organiques, nous pouvons dire en toute sécurité que, biologiquement parlant, il n'y a pas d'éléments organiques proprement dits; car, quelque simple que soit une cellule, sa condition d'être implique la préexistence de deux substances, élémentaires en apparence, — une substance interne et contenue, et une substance externe et contenante.

Ainsi deux substances sont nécessaires à la formation des cellules primordiales. Ces deux substances, en apparence élémentaires et que nous avons dit être de l'huile ou de la graisse et de l'albumine, sont « des substances organiques complexes, renfermant du carbone, de l'hydrogène, de l'oxygène, de l'azote auxquels s'associe souvent une petite proportion de soufre [1]. »

Par conséquent, les véritables éléments des substances organiques sont les mêmes que ceux qui entrent dans la composition des corps inorganiques.

1. WURTZ. Leçons élémentaires de chimie moderne, Paris. 1867-1868, p. 559, et deuxième édition 1871, p. 640.

X

MÉCANIQUE DE LA VIE

La mécanique de la vie commence avec les mouvements du zoosperme.

Nous avons vu (p. 30) comment le zoosperme après avoir acquis dans la cellule spermatique, sa constitution particulière, s'échappait de ladite cellule pour se mettre en mouvement. Il va à la rencontre de la cellule vitellaire, à l'état de repos dans l'œuf. Il féconde cette cellule, lui transmet intégralement son propre mouvement : La fonction du zoosperme est accomplie.

Si, à ce moment, on parvient, par une manipulation délicate, à disséminer un globe vitellaire, c'est-à-dire à étaler sa masse sur un espace assez grand pour isoler les cellules dont il se compose, nous verrons chacune de ces cellules se mouvoir à l'instar des zoospermes, dont les mouvements ont déjà été décrits. Les cellules vitellaires étant globulaires ou sphériques, sans appendice caudal, elles se meuvent dans un cercle restreint, tournant sur elles-mêmes, sautant, bondissants, ici attirées par une voisine, là repoussées par une autre. On dirait une nébuleuse dont les mondes tourbillonneraient.

L'expression la plus simple de la mécanique de la vie est réalisée dans le mouvement du zoosperme et dans celui de la cellule vitellaire à la fois : c'est le *mouvement brownien.*

Le deuxième degré de la mécanique de la vie s'observe dans le mouvement de la sphère vitellaire : c'est le *mouvement de rotation.*

Le mouvement de rotation est la résultante du mouvement brownien, inhérent à chaque partie constitutive (cellule) de la dite sphère, agissant de concert avec sa voisine.

A mesure que la sphère vitellaire se transforme en embryon, celui-ci continue, pour un instant, le mouvement particulier à la sphère, mais peu-à-peu, le développement des organes, d'après la *loi de symétrie*, donne une certaine prépondérance à l'un des deux côtés ; le côté le plus fort tend à entraîner le côté faible, d'où résulte le *mouvement gyratoire.*

Ces trois ordres de mouvements constituent l'*aspect embryologique* de la mécanique de la vie.

En suivant pas à pas l'embryon dans ses phases ultérieures, en nous élevant dans la série animale, nous verrons la loi de symétrie s'accentuer de plus en plus et donner naissance à des mouvements coordonnés. Chaque animal se meut dans un milieu à lui, entouré du reste de la création animée, dont il forme avec elle un tout harmonique. Les mouvements de chaque animal, dans son milieu, les mouvements qui le mettent en rapport avec les autres êtres créés, de tous ces mouvements résulte le *mouvement de tendance* ou de relation.

Ils constituent l'*aspect zoologique* de la mécanique de la vie.

Arrivé à ce point culminant de la vie physique, la mécanique de la vie synthétise tout ce qui l'a précédé. L'économie est à son apogée. Son action s'exercera maintenant dans une autre direction et sous un autre aspect. Dans tout animal qui vit et se nourrit, il y a échange de matériaux avec le monde extérieur, la nutrition et la dénutrition.

La nutrition et la dénutrition nous ramènent à

la fibrine, ou mieux encore aux cellules qui la constituent.

Les cellules de la fibrine, elles aussi, sont douées d'un mouvement particulier indépendamment du mouvement que leur imprime le torrent de la circulation. L'économie leur communique un principe vivant, une force expansive, analogue à celle que le zoosperme communique à la cellule vitellaire, et sous l'empire de laquelle elles s'unissent aux organes ou aux tissus qu'elles régénèrent ou vivifient. Pendant que des myriades de cellules sont en voie de formation, d'autres myriades sont en voie de régression.

Entre la période de formation qui est assimilatrice, et la période de régression qui est épithéliale, il y a la période d'action, celle durant laquelle les cellules élaborées par l'économie entrent dans la trame organique pour la conserver et la réparer. Il y a un jeu involontaire de tous les organes de l'économie : c'est le *mouvement de conservation* de l'individu.

C'est *l'aspect physiologique* de la mécanique de la vie.

Dans des organes spéciaux, ovaires et spermaires, les deux sexes préparent les éléments des générations futures. La femelle met en réserve, sous une forme sphérique, des matériaux qu'elle entoure d'une zone albumineuse, isolatrice et protectrice, afin de les soustraire à l'action immédiate de l'économie. Ainsi isolées, les cellules vitellaires resteront en repos jusqu'à ce que les zoospermes élaborés par le mâle viennent les vivifier.

C'est le retour au mouvement brownien, et à l'aspect embryologique de la mécanique de la vie.

Le cycle est complet : le mouvement brownien est le point de départ et le but de la mécanique de la vie. Entre ces deux points s'échelonnent, comme autant de théorèmes, les mouvements multiples dont la vie physique, dans sa diversité, est susceptible de produire.

Telle est l'esquisse rapide de la mécanique de la vie.

Quel est le principe moteur ? La réponse à cette question est du domaine de la métaphysique.

M. Nourrisson, dans son *Étude sur l'âme du monde* [1], l'a admirablement traitée.

1. Séances et Travaux de l'Académie des Sciences morales et politiques (Institut de France) 30e année, 5e série, t. XXVII, 1871.

XI

FABRIQUE ANIMALE

Les corps organisés élaborent de nouveaux matériaux pour accroître leur économie et en maintenir l'équibre, autrement il se manifesterait en eux un déclin graduel jusqu'à épuisement complet de la vie.

Ces matériaux, ils les empruntent aux milieux dans lesquels ils vivent, les introduisent dans une cavité de leur corps, l'estomac, où ils subissent un travail d'élaboration ou de transformation, qui les rendra propres à l'assimilation.

Les matériaux ainsi empruntés au monde extérieur et introduits dans la fabrique animale sont des plus variés dans leur composition. Beaucoup d'animaux font un certain choix; ceux-ci dépendent exclusivement d'une seule espèce de nourriture, ceux-là, d'une autre : les uns se nourrissant de substances végétales, les autres de substances animales, d'autres à la fois de substances animales et végétales.

Mais quel que soit le cas, qu'un animal se nourrisse de substances hétérogènes ou d'une seule, la nourriture ainsi prise diffère, dans sa structure, de la substance constitutive de l'espèce qui se l'approprie ; chaque espèce ayant ses cellules constitutives particulières, bien que le microscope ne nous donne pas toujours les traits différentiels. Avant que ces nouveaux matériaux puissent être d'aucune utilité à l'économie dans laquelle ils sont introduits, il faut qu'il subissent péremptoirement un travail d'élaboration ; c'est-à-dire que leur structure spécifique change son état d'être pour revêtir une nouvelle forme, un état d'être nouveau, afin de devenir partie constitutive d'un corps d'une autre forme et doué de besoins et de tendances différents.

Un exemple fera ressortir cette association d'idées. Voyez cette prairie où l'herbe croît à profusion. Que les espèces végétales soient nombreuses ou non, la question reste la même ; nous aurons une substance alimentaire d'une seule et même lasse. Maintenant, qu'un cheval, un bœuf, une brebis et une chèvre, tous herbivores, paissent côte à côte dans cette même prairie : ces animaux prendront la même nourriture, et l'assimileront à leur économie d'après le même procédé général. Quel en sera le résultat ? Quatre espèces différentes de chairs seront formées, aussi distinctes les unes des autres que diffèrent entre elles ces espèces animales; distinctes dans leur saveur; distinctes dans tous les détails de leur structure intime; ce pâturage, le même pour tous, aura donné des chairs différentes à ces divers animaux.

La vie physique du cheval, du bœuf, de la brebis et de la chèvre est maintenue, et la croissance de ces êtres s'effectue dans chacun, selon son espèce, tout entourés qu'ils soient de conditions extérieures identiques, et prenant le même genre de nouriture.

De plus, tournons pour un instant nos regards vers ce qui se passe journellement au sein d'un lac ou d'une rivière, le long d'une côte maritime ou au fond d'une baie. Chacun de ces milieux est peuplé d'une multitude d'animaux appartenant à des classes, des ordres et des familles différentes. Leurs conditions d'existence sont identiques; leurs besoins et leurs tendances sont aussi variés que leurs formes. Ils se nourrisent aux dépens les uns des autres; ils transforment et approprient des substances organiques hétérogènes en leur propre nature spécifique avec une constance, une fixité d'action, sur lesquelles le temps n'a aucun pouvoir modificateur. Un saumon reste saumon, une alose reste alose, etc., etc., à la perpétuité de leurs espèces.

L'histoire d'un être animé, durant le temps qu'il revêt un aspect physique et tangible, consiste dans la combinaison de quelques substances organiques complexes servant de base à sa charpente matérielle, entre-mêlés d'autres substances inorganiques d'une importance tout accessoire (p. 60.) Les éléments dont ces substances se composent sont identiques dans les deux règnes de la nature; parcourant ici une série de métamorphoses, de combinaisons d'un ordre plus élevé, plus complexe pour se résoudre encore en ces mêmes éléments lorsque l'être arrivera au terme de son existence.

Tous les corps vivants en mouvement subissent une perte dans les particules organiques dont leurs divers organes sont composés.

Tout mouvement physique, tout travail intellectuel implique une dissolution, un emploi de matériaux appartenant à l'organe ainsi mis en réquisition.

Les organes étant composés de cellules ou de leur dérivés, l'usure de leurs particules constitutives, par conséquent, n'est autre chose que l'usure de celles organiques dans une proportion donnée, et équivalant toujours au travail accompli.

La signification de ce qui précède est en soi-même évidente et d'une rigoureuse simplicité : chaque animal, selon son espèce, possède un principe immatériel spécifique; il accomplit sa destinée sur cette planète d'après un plan préconçu et une direction prédéterminée qui lui fut imprimée au début de l'ordre actuel des choses par une Pensée Créatrice.

Ce façonnement de la matière, que chaque espèce assimile à sa propre image, est un des arguments les plus éloquents en faveur de l'existence d'un principe immatériel et indépendant dans chaque espèce, ainsi que l'existence au-dessus d'elles toutes, d'un autre Grand Principe, intelligent, ayant la conscience de son être, qui par sa seule volonté les a fait ce qu'elles sont.

Au-delà des phénomènes de l'assimilation et de la nutrition, nous touchons au domaine de la métaphysique. S'il nous est donné d'expliquer l'être physique à travers ses divers manifestations ou aspects, la genèse de l'être métaphysique n'est pas à notre portée.

XII

FLUIDE NOURRICIER

En étudiant le fluide nourricier dans l'ensemble du règne animal, il se présente sous trois formes principales, depuis son expression la plus simple, chez les polypes, jusqu'à son état le plus complexe, chez les vertébrés à la tête desquels se place l'homme.

Ces diverses phases de la circulation sont encore peu connues des biologistes.

Chez les rayonnés d'un ordre inférieur, particulièrement les polypes, chez certains mollusques et quelques crustacés, le fluide nourricier circule sous la forme de *chyme*. Or, partout où existe la circulation chymifère, les organes proprement dits de la respiration manquent complétement : l'eau est introduite dans le corps par la bouche ainsi qu'à travers les parois du corps, se mêlant directement au chyme et circulant avec lui. L'anus même manque dans la plupart des cas.

La circulation chymifère se rencontre chez les types inférieurs des trois embranchements des animaux sans vertèbres : rayonnés, mollusques, articulés : tous des types aquatiques.

Chez les rayonnés d'un ordre plus élevé, la plupart des mollusques et des articulés, le fluide nourricier circule sous la forme de *chyle*. Il existe ici des réservoirs particuliers pour l'assimilation et la circulation de ce fluide, et, comme conséquence nécessaire, il y a aussi des organes de la respiration. De plus, partout où il existe un système chylifère, on trouve pareillement un système lymphatique.

La circulation chylifère se rencontre dans les trois embranchements ci-dessus nommés et s'observe à la fois chez des types aquatiques et des types terrestres .

Le chyle revêt parfois les couleurs les plus vives et les plus variées : jaune, rouge, vert, etc., principalement dans la classe des insectes, où il porte improprement le nom de sang.

Ce n'est que dans l'embranchement des vertébrés où le fluide nourricier circule sous la forme de *sang*. L'élaboration de ce fluide subit ici la morphologie la plus complète. Des organes de la respiration de deux espèces : des branchies et des poumons, selon que l'animal est terrestre ou aquatique; une double circulation : artérielle et veineuse; un système de vaisseaux pour transporter le chyle; un système de vaisseaux conducteurs de la lymphe, attestent par leur présence que l'élaboration du fluide nourricier passe au travers d'un procédé plus long et plus complexe que chez les précédents. Le sang, proprement dit, est la dernière phase de la morphologie du fluide nourricier. Ce n'est que par analogie que nous parlons de sang chez les articulés, les mollusques et les rayonnés.

Si maintenant nous énumérons brièvement et au point de vue biologique les parties constitutives du sang, nous aurons :

Un « liquide sanguin » dans lequel flottent les corpuscules ou globules, la fibrine, ainsi que quelques sels inertes.

Ces derniers seront l'objet du chapitre suivant.

Les globules ont un caractère particulier dans

chaque espèce animale ; ils se ressemblent presque tous dans leur forme et leur grandeur chez une espèce donnée. Il y a deux espèces de globules : les rouges et les blancs ; les premiers sont beaucoup plus nombreux que les seconds.

Les *globules rouges* renferment dans leur intérieur soit un noyau incolore et transparent, soit plusieurs noyaux agglomérés dont la ressemblance avec une petite mûre est très-apparente.

Les *globules blancs*, par leur petit nombre, paraissent comme perdus au milieu des rouges. Ils sont généralement plus petits, rarement aussi grands que ces derniers. Leur forme est presque circulaire ; leur grandeur constante et uniforme. Leur contenu consiste toujours en plusieurs noyaux ou globulins, très-distincts. Ils ont été désignés sous le nom de globules chylifères et lymphatiques ; ils diffèrent entièrement des globules rouges, tant par leur structure que par le rôle qu'ils jouent dans l'économie, rôle que nous examinerons plus loin.

La *fibrine* a, de tout temps, été considérée comme la portion nutritive du sang, la partie essentielle, la partie assimilable par la fabrique animale dans l'acte de la nutrition, c'est-à-dire dans l'accroissement, de même que dans la réparation des pertes journalières que subissent les organes. Le fait que la fibrine est moins abondante dans le sang veineux que dans le sang artériel, serait à lui seul la preuve la plus convaincante que cette substance est réellement employée à un usage quelconque par la fabrique animale.

Le liquide qui tient ainsi en suspensionles globules et la fibrine est le *sérum*, qui n'est autre chose que de l'albumine suffisamment étendue d'eau, afin que globules et fibrine puissent s'y maintenir en suspension et flotter dans le torrent circulatoire sans s'y coaguler.

XIII

SUBSTANCES INORGANIQUES

Les analyses chimiques des diverses parties et organes de l'économie animale ont révélé la présence, dans son intérieur, de plusieurs autres éléments et corps composés inorganiques, à part le carbone, l'hydrogène, l'oxygène et l'azote dont nous avons déjà parlé (p. 40).

On les rencontre soit sous la forme de bases, soit sous la forme de sels et d'acides flottant dans les divers liquides.

Quelques-uns d'entre eux sont de première nécessité dans la structure de la fabrique animale à son plus haut degré de perfection. Ainsi le phosphore constitue le phosphate de chaux de la charpente osseuse des vertébrés; tandis que sur un degré plus bas de l'échelle, nous trouvons le carbonate calcique dont se compose le test des mollusques et des rayonnés.

D'autres y jouent un rôle accessoire, d'autres, enfin, ont été introduits accidentellement dans l'économie, combinés avec la nourriture que chaque être vivant est tenu de prendre pour son alimentation.

La digestion, en élaborant les matériaux bruts, en fait une première division ; un résidu est rejeté de l'appareil et consiste principalement en particules non décomposées ou indécomposables, et trop grossières pour entrer dans le cours de la circulation.

Ceux de ces matériaux accessoires, qui finissent par entrer dans la circulation avec ceux qui sont nécessaires à l'économie, ont à passer à travers une série de glandes ou de filtres, par lesquels ils se trouvent arrêtés, ou plutôt conduits dans une direction spéciale, étant employés quelquefois à une fonction secondaire de l'organisme, tandis que dans d'autres cas ils sont rapidement rejetés au dehors comme excreta inutiles et délétères.

Ainsi, dans le suc gastrique, nous trouvons du

chlorure de soude, de la potasse, des acides sulfurique, phosphorique, carbonique et autres, — pour aider à la décomposition des substances alimentaires brutes pendant leur séjour dans l'estomac.

Les minéraux qui se rencontrent dans le sang sont la potasse, la soude, le calcaire, la magnésie, le fer, la silice, le chlore, le soufre et le phosphore pour maintenir la fluidité de ce liquide. On y trouve aussi de l'acide carbonique.

Le sang en passant à travers la glande hépatique y laisse de la silice, du phosphore et du soufre sous la forme d'acides, avec de l'acide carbonique égament.

En parcourant les glandes rénales, le sang y abandonne du chlore et des acides phosphorique et sulfurique.

Les glandes mammaires donnent des acides sulfurique, phosphorique et carbonique.

Tel liquide est alcalin, tel autre acide; et *vice versa*, acide ou alcalin, selon la présence ou la prépondérance de l'un ou l'autre de ces corps inorganiques.

La thérapeutique doit tenir compte de ces circonstances.

XIV

CHIMIE DE LA VIE

Suivons maintenant la transformation des substances alimentaires dont le double but est de réparer les pertes de la fabrique animale, et de pourvoir aux besoins de son économie en fournissant les matériaux nécessaires à sa croissance.

Le système de la digestion est le laboratoire, nous dirions volontiers la cornue, dans laquelle se métamorphosent les substances ingérées.

La fonction de l'estomac est de digérer; en d'autres termes, de réduire en un état de pulpe élémentaire les cellules hétérogènes et constitutives des substances introduites et appelées à fournir au système de la circulation de nouvelles substances nutritives.

La pulpe résultant de la digestion est le *chyme*. En parcourant le trajet des intestins, une séparation s'opère; une portion est absorbée par un système de vaisseaux, connus sous le nom de vaisseaux lactés ou chylifères, qui la portent dans les veines. Cette partie du chyme ainsi absorbée est le *chyle*. L'autre partie est rejetée de l'économie comme un résidu inutile que l'acte chimique de la digestion n'a pas dissous.

Le chyle, donc, est la seule portion des aliments digérés qui soit destinée à être agrégée à l'économie; ce chyle devra maintenant être assimilé, afin de devenir nutritif.

Mais le chyle, de sa nature, consiste principalement en graisse liquide ou en huile : comme tel il n'est pas nutritif; et nous savons que la partie nutritive du sang, la fibrine, n'est ni de la graisse liquide ni de l'huile.

En conséquence, revenons un instant aux vaisseaux lactés ou chylifères par lesquels le chyle arrive au sang veineux.

Avant de se déverser dans les veines, les vaisseaux chylifères ont conflué avec les vaisseaux lymphatiques; leur contenu réciproque s'est mélangé dans sa marche ultérieure vers les veines.

Le contenu des vaisseaux lymphatiques est la lymphe; la lymphe est albumineuse de sa nature : la lymphe c'est purement et simplement de l'albumine.

La lymphe ne s'est pas plutôt déversée dans les vaisseaux lactés, que les deux liquides, lymphe et chyle se combinent. Le résultat de cette combinaison est la formation de globules ou cellules primordiales semblables sous tous les rapports aux cellules primordiales que l'on peut produire artificiellement, en mettant en contact de l'albumine et de la graisse liquide ou de l'huile, ainsi que le démontrent des expériences que nous avons rappelées plus haut (p. 21).

Des cellules primordiales peuvent également se former dans les vaisseaux lactés dans les circonstances suivantes :

Il doit être évident, aux yeux de tout biologiste

que l'albumine est fournie aux besoins de la fabrique animale par l'appareil digestif. C'est pourquoi, lorsque les substances albumineuses prédominent dans la digestion, elles sont absorbées par les vaisseaux lactés, en même temps que les substances grasses; des cellules s'y forment instantanément. Lorsqu'un excès d'albumine se produit dans la digestion, le surplus est conduit comme tel dans la circulation, fournissant ainsi à la liqueur sanguine la quantité nécessaire de cette substance à la constitution du sérum.

De plus, lorsque l'albumine qu'amènent les vaisseaux lymphatiques existe aussi en trop forte quantité par rapport aux substantes grasses des vaisseaux lactés, elle passe comme telle dans le liquide sanguin, où elle contribue pareillement à la formation du sérum.

Les cellules primordiales entrent maintenant dans la circulation veineuse et vont plus ou moins directement aux poumons, organes dans lesquels la couleur blanchâtre ou rosée qu'elles y apportent est changée en cette teinte rouge foncé qui les caractérise à partir de ce moment. Dès-lors, elles s'appellent *corpuscules ou globules rouges du sang*.

Les globules rouges du sang sont donc des cellules primordiales organiques. L'embryologie seule devait résoudre ce problème (p. 82.) Aussi n'est-il pas surprenant que l'on se soit mépris sur leur véritable nature lors de leur découverte, puisque, à cette époque-là, l'embryologie était non-seulement dans l'enfance, mais ne figurait même pas parmi les sciences d'observation. Cependant, il est singulier que les expériences d'Ascherson ne nous aient pas mis plutôt sur la voie, puisque l'on connaissait le fait de la formation de cellules dans les vaisseaux lactés dès l'instant où la lymphe se mêle au chyle, — et que l'on savait, en outre, que la lymphe n'était autre chose que de l'albumine, et le chyle, en majeure partie, de la graisse liquide.

Mais ne perdons pas de vue ces globules rouges, flottant au sein du fluide nourricier. Examinons le rôle qu'ils jouent dans l'économie : leur intérieur est devenu un centre d'élaboration, un foyer de vie où des noyaux se développent d'après la loi générale exposée plus haut. Ces noyaux formeront une génération de très-petites cellules, qui se multiplieront et flotteront plus tard dans le liquide sanguin, lorsque l'enveloppe primitive ou la membrane de ces corpuscules aura été dissoute.

Le rôle essentiel des cellules primordiales est d'élaborer une ou plusieurs générations de cellules qui deviennent les matériaux constitutifs de la fibrine; la fibrine étant l'assemblage de ces cellules extrêmement petites et homogènes, formées dans l'intérieur des globules rouges ou cellules primordiales du sang.

A part l'élaboration de la fibrine, les cellules primordiales (globules rouges) ont une fonction secondaire à remplir : elles conduisent dans l'économie une provision d'oxygène, et en rapportent, pour être éconduit, l'excès, le surplus d'acide carbonique devenu inutile. Il n'est pas illogique d'admettre que c'est durant cette restitution d'acide carbonique au monde extérieur, par les poumons, après un premier, un second ou plusieurs circuits, que l'enveloppe primitive de ces cellules ou corpuscules est consumée, rompue ou dissoute, libérant les jeunes cellules qu'elle contient, lesquelles flottent, à partir de ce moment, sous le nom de fibrine, dans le courant du liquide sanguin.

Il est généralement admis, avons-nous déjà dit, que la fibrine est la partie nutritive du sang. Aussi longtemps qu'elle reste sous l'action immédiate de l'organisme, elle est disséminée dans la masse tout entière de ce fluide, sous la forme de cellules excessivement petites. Lorsqu'on la soustrait à l'action de l'économie pour l'étudier isolément, ces petites cellules s'agglomèrent en filaments pour former ce que l'on appelle le caillot, avec lequel se trouvent toujours mélangés un peu d'albumine et quelques globules.

Or donc, la fibrine se rend aux divers tissus sous la forme de petites cellules, à travers les parois des vaisseaux capillaires. Ces cellules prennent la place des parties usées, s'agrégent même entre elles, et sont transformées en muscles, en os, en nerfs, etc., selon l'organe auquel elles s'associent. Car, aussi longtemps qu'elles circulent dans le sang, elles sont parfaitement homogènes, capables d'être transformées en l'un ou l'autre des divers tissus qui constituent l'économie. Chaque organe, chaque tissu a, comme l'on sait, une structure cellulaire qui lui est propre. Le principe vivant de la fabrique animale pourvoit à cette diversité. Lorsque, par conséquent, les cellules de la fibrine arrivent dans un organe, soit pour réparer ses pertes, soit pour pourvoir à sa croissance, elles y subissent une métamorphose par laquelle elles se trouvent assimilées à la nature et à la structure de cet organe ou de ce tissu.

Les cellules de la fibrine étant, de fait, les matériaux élémentaires auxquels les corps physiques organisés doivent leur existence, on peut, avec beaucoup de vérité, de justesse, les désigner sous le nom de *cellules protéennes.*

En qualifiant les cellules de la fibrine de cellules protéennes, il demeure bien entendu que ce nom rappelle simplement le rôle qu'elles jouent dans l'économie des corps vivants, — celui de constituer les matériaux premiers dont leur charpente tout entière est composée, — sans allusion aucune à la protéine organique de quelques chimistes. Si, cependant, nous nous enquérions des éléments constitutifs de ces cellules, nous trouverions pour réponse les mots d'oxygène, d'hydrogène, de carbone et d'azote, qui se trouvent à la base de tous les corps organiques.

L'économie tout entière des corps organisés, la fabrique vivante, n'est donc qu'un laboratoire de cellules. Le principe immatériel qui réside dans chaque espèce animale, dispose de ces cellules selon les besoins, les aptitudes, les tendances de chacune d'elle, les façonne à son image en imprimant sur chacune d'elles son cachet particulier, présidant au développement de tous les organes.

avec les cellules vitellaires n'est ni frappante, ni évidente aux yeux d'un observateur superficiel.

Nous avons dit (pag. 12) la manière bien simple de se procurer, pour l'observation microscopique, les cellules protéennes du sang dans un état d'isolement et de perfection.

Par ce travail cellulaire de la fabrique animale, il s'opère un échange constant et graduel de toutes les particules constitutives des corps organisés, en sorte que l'on peut dire, avec une entière vérité, que toutes les cellules qui entrent, à une époque donnée, dans la constitution d'un corps organisé, seront, à une autre époque donnée, entièrement remplacées par d'autres cellules.

La chimie de la vie, c'est la transformation constante de la matière sous l'influence d'un principe vivant intangible, qui domine la matière et préside à la perpétuité de l'espèce.

XV

CELLULE ET PLASMA

La fibrine est cellulaire, ou elle constitue une matière informe, le plasma.

Plasma pour les uns, cellules pour les autres, l'origine de la fibrine, son rôle dans l'économie, sont les mêmes pour tous.

Ceci est un point capital.

L'acte de la nutrition s'accomplit à une telle distance de notre organe visuel; il est entouré de tant d'éléments hétérogènes au milieu desquels il faut le chercher, comme l'astronome recherche, parmi les nébuleuses de l'immensité cosmique, des astres naissants, qu'il n'est pas surprenant que l'on soit resté aussi longtemps sans le saisir.

D'ailleurs pour l'infiniment petit (microcosmos)

comme pour l'infiniment grand (cosmos), il fallait des instruments.

Le progrès des sciences d'observation est lié aux progrès de l'optique.

La théorie plastique, telle qu'elle est encore admise aujourd'hui par la plupart des biologistes, est de l'époque de Cuvier, que l'on peut à bon droit appeler la grande époque de l'anatomie comparée.

A cette époque-là, c'était à l'aide du scalpel et de l'œil nu que travaillaient nos grands maîtres en anatomie; leur physiologie découlait de leurs découvertes anatomiques.

La fibrine ou substance nutritive du sang était considérée par eux comme un fluide plastique, sans structure intime, se solidifiant dans les tissus, comme acte final auquel elle participerait. Pour nous servir de l'expression consacrée à cet égard, la nutrition était une espèce de *cristallisation vitale*.

En organogénie il ne saurait être question de cristallisation : les corps inorganiques seuls se *cristallisent*, tandis que les corps vivants *s'organisent*.

L'organisation c'est la conversion de la matière organique en cellules.

Telle est la distinction fondamentale entre les deux règnes : inorganique et organique.

Le microscope moderne a permis de compléter l'œuvre du grand anatomiste.

La struture intime des organes nous a été tout d'abord révélée (p. 18).

Puis les études sur l'œuf ayant attiré l'attention des micrographes, nous avons été initiés au développement de la subtance embryonnaire et de l'embryon lui-même (p. 35).

Nul doute qu'en présence de ces progrès, Cuvier n'eut modifié sa doctrine de la nutrition.

XVI

VITELLUS ET FIBRINE.

Le vitellus est la substance préparée et mise en réserve par l'économie en vue d'un être futur, lequel comme embryon en est exclusivement formé.

La fibrine est la substance préparée par l'économie en vue des besoins du même être nouveau, après l'éclosion ou la parturition, lequel augmente son volume et répare ses pertes exclusivement avec cette subtance.

La fibrine du sang et le vitellus de l'œuf ont essentiellement la même origine, tendent vers un but commun, jouent un rôle identique et ont par conséquent la même signification biologique.

Les parties constitutives du vitellus sont les cel.

lules bien connues sous le nom de cellules vitellaires.

Les parties constitutives de la fibrine sont de petites cellules, les cellules protéennes, fait acquis à la science par des observations qui nous sont propres et que nous avons citées plus haut.

Antérieurement à l'acte de la fécondation et à celui de l'incubation, les cellules vitellaires sont dans un état de repos absolu, de tranquillité, d'attente complète : c'est pourquoi elles sont faciles à étudier. Aussi ne sont-elles mises en doute par personne.

Les cellules protéennes, au contraire, sont dans un état permanent d'activité tendant à se métamorphoser, ce qui les rend très-difficiles à observer dans leur état normal et primitif, qu'elles ne conservent que pendant qu'elles sont tenues en suspension dans le liquide sanguin. Leur dissémination dans ce liquide est un obstacle pour les obtenir isolées et en faire l'étude. Durant les manipulations que nécessite la séparation de la fibrine des autres ingrédients du sang, ces cellules perdent leur caractère primitif en s'agglomérant pour former ce que l'on a appelé le plasma ; en sorte que leur identité

XVII

GENÈSE DE LA CIRCULATION

Il n'est pas sans importance de montrer que la genèse de la circulation et du fluide nourricier vient à l'appui de la doctrine que nous professons sur les phénomènes physiques de la vie.

Il est un moment dans l'histoire de l'embryon où la circulation n'existe pas. Cette fonction, subordonnée à d'autres fonctions d'un ordre plus élevé, n'apparaît qu'en son temps et lieu, selon la classe à laquelle l'animal appartient.

Le cœur est l'organe central de la circulation; le cœur apparaîtra avant les artères et les veines : sa première manifestation est un groupe de cellules, situé dans la région du corps qu'il occupera ultérieurement. Ce groupe de cellules grandit; peu à peu, il est soumis à des contractions isochrones;

enfin, son centre devient creux. Une cavité n'est pas plutôt formée que des cellules organiques, isolées les unes des autres, y apparaissent et restent, à partir de ce moment-là, sous l'action exclusive des contractions du cœur; car c'est de ce nom que nous devons maintenant désigner cet organe cellulaire. Bientôt des canaux rayonnent de cet organe central, et les cellules qui y sont contenues (lesquelles ne sont autres que les globules primitifs du sang) sont poussées dans ces canaux (les artères primitives), à chaque mouvement de systole, revenant au cœur à chaque diastole. Ce phénomène de va-et-vient des globules, continue jusqu'à ce que les artères atteignent la périphérie du système organique; alors on voit se former des canaux récurrents (les veines) de la même manière que se sont formées les artères; ces veines ramènent les cellules au cœur par une direction diamétralement opposée à celle que ces dernières avaient prise à leur point de départ [1].

Le système de la circulation subira, il est vrai, quelques modifications secondaires, au fur et à mesure que les divers organes de la fabrique animale se développeront; mais tel que nous venons de

1. Embryologie des Salmones, par C. Vogt (*Histoire naturelle des poissons d'eau douce de l'Europe centrale*, par L. Agassiz, vol. II. 1842. p. 181-239.

l'indiquer, il est complet, puisqu'il existe un organe central qui pousse le fluide nourricier à travers un système de vaisseaux, vers la périphérie de l'organisme, d'où ce même fluide revient à l'organe central par un autre système de vaisseaux. Telle est la genèse de l'appareil ou réservoir de la circulation.

Le liquide primitif mis en circulation est essentiellement composé de cellules organiques et de sérum, fournis par la masse embryonnaire elle-même, puisque le système digestif, qui seul élabore les matériaux qui servent à la génération et régénération du sang, n'existe point encore. Ces cellules primitives sont les premiers globules du sang ou fluide nourricier. Pendant un certain temps, qui varie pour chaque cas, l'alimentation a lieu par intussusception au détriment du vitellus. Ce n'est que lorsque ce dernier est complétement absorbé, que le canal alimentaire, qui s'est graduellement développé, entre en fonction. Ainsi de la genèse du fluide nourricier.

Le développement des organes respiratoires s'effectue simultanément, et en temps et lieu le fluide nourricier s'y rend pour y accomplir l'acte de la respiration. Nous avons vu (p. 68) en quoi cet acte consistait.

XVI

LYMPHE ET ALBUMINE

Tous les traités de physiologie s'accordent à dire que la lymphe se forme dans toutes les parties du corps, à la périphérie de tous les organes, et que cette lymphe est amenée dans la circulation générale par un système particulier de vaisseaux, les vaisseaux lymphatiques.

Rien n'est, en effet, plus vrai : les vaisseaux lymphatiques charient de la lymphe, qu'ils versent dans le système veineux. Mais dire que la lymphe se forme à la périphérie de tous les organes, c'est admettre qu'elle est sécrétée ou créée en ces nombreux endroits.

Sans contester d'une manière absolue, à la fabrique animale, le pouvoir de créer de la lymphe, c'est-à-dire de la former au moyen de l'oxygène, de l'hydrogène, du carbone et de l'azote, qui coexistent dans ladite fabrique, nous ne pouvons admettre que cet acte s'accomplisse à la périphérie des tissus et des organes.

La théorie que nous avons exposée dans ces pages, rend compte du phénomène de la circulation lymphatique de la manière suivante :

Le sang étant composé d'une quantité donnée de sérum, le liquide sanguin proprement dit, et ce sérum n'étant autre chose que de l'albumine étendue d'eau, l'office du liquide sanguin, ou sérum, est d'isoler les cellules protéennes et les empêcher de s'agglomérer : état de choses vers lequel elles ont toujours une tendance très-prononcée. Le passage des cellules protéennes à travers les parois des vaisseaux capillaires s'opère à l'aide du sérum qui les accompagne jusqu'au lieu de leur destination par delà leurs réservoirs. Ce trajet accompli, la présence du sérum devient superflue; il se décompose : son élément aqueux s'échappe à travers la peau sous la forme de transpiration, ou revient par le torrent de la circulation se faire éliminer par le rein, tandis que l'albumine, sous le nom de lymphe, est immédiatement absorbée par les vaisseaux lymphatiques qui la ramènent au sang veineux, en confluant, chemin faisant, avec les vaisseaux chylifères.

Telle est l'importance du rôle que joue l'albumine dans l'économie, que la présence d'un système spécial de vaisseaux particulièrement chargés de la conserver, de la tenir en réserve pour des besoins ultérieurs, n'a rien d'étonnant.

Quant à l'eau, que la nature fournit partout en abondance, l'économie se débarrasse de celle qui a une fois servi et qui, du reste, doit avoir perdu ses qualités les plus essentielles.

XIX

LEUCOCYTES

Les leucocytes sont des épiphénomènes de la vie physique.

Phénomènes caduques et vivaces à la fois; caduques sous le rapport individuel de la cellule; vivaces au point de vue de la fonction biologique.

Nous les voyons se produire à toutes les phases de la vie, depuis l'œuf et l'embryon jusqu'à l'âge adulte et jusqu'au dernier instant de l'existence.

XX

LEUCOCYTOGÉNIE

Dans nos études sur le développement embryogénique d'un mollusque marin, nous avons décrit et figuré [1] des cellules blanches et transparentes sous le nom de « cellules errantes » *(floating cels)*, en tant qu'elles flottent librement dans la zone albumineuse qui entoure le jaune ou sphère embryonnaire. Leur origine est la suivante : des cellules vitellaires se détachent du vitellus, tombent dans l'albumine ambiante, et, une fois complétement séparées de la sphère vitale, elles se trouvent sans but ultérieur à atteindre, sans fonction à remplir. Leur vitalité intrinsèque s'épuise à ce jeu ; il en résulte une expansion de leur membrane, un développement anormal, excessif de leurs noyaux, qui deviennent beaucoup plus apparents (pag. 37).

1. *Journal de l'Académie de Philadelphie.* Nouvelle série, in-4°, vol. II, 1854, p. 307.

De semblables cellules se rencontrent au centre du vitellus durant la période de sa plus grande effervescence, immédiatement avant la manifestation première de l'embryon. A cette époque, le vitellus, encore creux, permet à un certain nombre de cellules vitellaires de perdre leur adhérence, et de tomber ainsi dans la cavité qu'un liquide albumineux remplit : là, lesdites cellules vitellaires, bientôt épuisées, parcourent les phases propres aux cellules épithéliennes. On les observe parfois sortant de la masse embryonnaire, poussées par une force centrifuge, pour entrer dans la zone albumineuse qui l'entoure, et se mélanger à celles qui se sont déjà formées dans ce dernier milieu.

Ces « cellules errantes » nous les avons également observées durant les phases de la division du jaune ; durant ces phases-là, les cellules vitellaires ont la même facilité de se séparer de la masse générale et de subir dans cet éloignement un développement prématuré.

Telle est l'origine des « cellules errantes » embryonnaires.

Ce sont des leucocytes embryonnaires.

La vésicule germinative et le zoosperme, eux-mêmes, ne sont en définitive que des leucocytes, les premiers dans l'ordre embryologique.

XXI

LEUCOCYTHÉMIE

Les globules blancs du sang sont aussi des cellules; mais pas des cellules primordiales comme les rouges. Ils naissent de cellules protéennes.

Lorsque des cellules protéennes demeurent dans le fluide nourricier (sang) au-delà d'une période donnée, sans avoir pu passer à travers les parois des réseaux capillaires pour s'assimiler à quelque tissu, et de cette façon ne remplissent pas la fonction à laquelle la fabrique organique les avait préposées, ces cellules subissent un développement rapide et prématuré; leur cercle d'activité s'épuise, ce qui se traduit par l'expansion de leur membrane et la dilatation de leurs noyaux.

Les leucocytes ou globules blancs du sang sont le résultat de la dénutrition, de la métamorphose régressive, auxquelles sont soumis les corps vivants, dont l'état normal s'altère à la suite de causes les plus variées.

Les globules blancs du sang sont donc un produit pathologique de la fabrique animale; aussi sont-ils éliminés du sang où ils n'ont aucun rôle à jouer, par l'intermédiaire des glandes, ou filtres naturels, sous la forme de mucus et d'épithelium que l'on rencontre dans la bile et l'urine.

La dénutrition peut avoir lieu dans les vaisseaux lymphatiques et donner ainsi naissance à une leucocythémie lymphatique.

Ou bien elle aura lieu dans les glandes, particulièrement dans la rate : ce sera la leucocythémie splénique ; ou bien encore dans les autres glandes, donnant lieu à l'adénie, ou leucocythémie adénoïde.

Autant de stades d'une seule et même fonction physiologique, depuis son état normal jusqu'en ses diverses manifestations pathologiques.

XXII

CELLULES ÉPITHÉLIENNES

Les cellules épithéliennes occupent la périphérie de l'économie où elles constituent l'épiderme, enveloppant le corps tout entier.

A l'intérieur, nous les retrouvons parties constitutives de toutes les membranes muqueuses.

Dans l'un et l'autre cas, elles forment des revêtements protecteurs contre les influences délétères des milieux ou des objets environnants. C'est par leur intermédiaire que se perçoivent toutes les impressions physiques.

Les cellules épithéliennes de l'économie ont pour prototypes des cellules protéennes.

La fonction épithéliale est une fonction normale et très-importante de la fabrique animale.

Produites, comme tous les tissus de l'économie, par la nutrition, les cellules épithéliennes ont une existence plus éphémère que celles qui constituent la masse des organes. En contact par l'un de leur côté seulement avec les tissus dont elles forment le revêtement au lieu d'être entièrement englobées, comme c'est le cas pour les cellules constitutives des organes, elles sont sous l'influence directe de la force expansive de la fabrique animale de laquelle elles se détachent avec une grande facilité; elles deviennent caduques, tombent et sont entraînées au dehors par les conduits naturels de ladite fabrique animale. On les trouve ainsi mélangées à la salive, aux sucs gastrique et pancréatique, aux matières excrémentitielles, à l'urine, etc.

Le fluide nourricier pourvoit constamment à leur remplacement; les cellules protéennes sont toujours derrière elles, prêtes à prendre la place de celles qui disparaissent.

Sur la surface de certaines membranes, utérus et trompes de Fallope, elles sont douées de cils vibratils, dont les mouvements accélèrent le passage des fluides en ces régions.

Ces mêmes cils, nous les observons chez certains

embryons, sur des points déterminés de la surface de leur corps, présidant, pour un temps limité, aux fonctions motrices de cette phase de leur existence.

On les retrouve encore chez beaucoup d'animaux d'un ordre inférieur, comme organes locomoteurs permanents; chez les Rotifères, par exemple.

La question des leucocytes se résume comme suit :

Identité de structure entre les leucocytes embryonnaires (cellules errantes) et les leucocytes sanguins (globules blancs).

Les leucocytes embryonnaires sont des cellules vitellaires épuisées.

Les leucocytes sanguins sont des cellules protéennes épuisées.

Les uns et les autres sont, morphologiquement parlant, des cellules épithéliennes.

XXIII

APPLICATION A LA MÉDECINE

La nutrition est le dernier mot de la biologie. Le dernier mot de la biologie est le premier mot de la médecine thérapeuthique considérée comme science. Sans le secours de la première, cette dernière ne serait qu'un art.

La chirurgie, ou médecine opératoire, repose exclusivement sur l'anatomie. C'est pourquoi nous dirons, dans le même sens, que le dernier mot de l'anatomie est le premier mot de la chirurgie.

Au point de départ, nous avons l'embryologie.

L'état de santé, c'est l'état normal du corps humain, l'expression vraie de la vie physique.

L'hygiène nous enseigne les moyens de conserver la santé.

Lorsque la santé est altérée, la première condition pour la restaurer, c'est par conséquent l'hygiène; la médication doit venir en seconde ligne.

Le premier indice d'un état, qui n'est pas celui de la santé parfaite, c'est cet état de la constitution que l'on désigne sous le nom de *tempérament*.

Le tempérament est héréditaire ou consécutif.

Héréditaire, il constituera des cachexies, peu ou point modifiables ultérieurement.

Consécutif, il pourra n'être qu'une phase physiologique, susceptible, par conséquent, de se modifier dans le cours de l'existence; des cachexies consécutives pourront surgir.

Les médecins sont d'accord en ceci, c'est que les *tempéraments* réclament une attention scrupuleuse au point de vue thérapeuthique.

La raison essentielle des tempéraments réside dans une *différence qualifitative* des solides et des liquides qui constituent la charpente humaine, et non dans une *différence de structure*; la structure est identique chez tous les individus ; le tempérament diffère dans chaque individu.

Un tempérament dit *flegmatique* ou *lymphatique* est dû à la présence, dans la circulation, soit d'un surplus d'albumine, soit d'un défaut de substances grasses ce qui rend l'élément nutritif défectueux et impropre à remplir sa mission.

Quand l'élément lymphatique se prolonge, les organes, mal nourris, se décoordonnent et le tempérament devient *nerveux*.

Le tempérament *sanguin* résulte d'un surcroît de corpuscules rouges et conséquemment de fibrine. L'élément nutritif est surabondamment riche.

Le tempérament sanguin, en se prolongeant, devient par cela même *bilieux :* le trop plein du système circulatoire occasionne un engorgement des glandes excrétoires, du foie entr'autres, une copieuse sécrétion de bile en est la conséquence, et si son élimination n'est pas en proportion de cette secrétion, il y a stagnation, le tempérament devient atrabilaire ou *mélancolique*. La nutrition se vicie, l'anémie peut survenir dans un corps, en apparence plétorique. Une phrase névropathique en est le résultat.

Ainsi les tempéraments, au nombre de sept, peuvent être classés en deux catégories.

Tempéraments	Lymphatiques.	Lymphatique proprement dit.
		Lymphatico-nerveux. (Cachexies consécutives.)
		Lymphatico-strumeux. (Cachexies héréditaires.)
	Sanguins.	Sanguin proprement dit.
		Sanguino-bilieux.
		Atrabilaire.
		Névropathique. (Cachexies consécutives.)

En thèse générale, on peut dire que les personnes blondes se rangent dans la catégorie des tempéraments lymphatiques, tandis que les brunes se groupent autour des tempéraments sanguins.

On retrouve les deux sexes dans chaque catégorie, mais le sexe féminin prédomine dans la première, tandis que le sexe mâle prédomine dans la seconde.

La femme est l'être passif ; l'homme, l'être actif.

Par exception, les rôles peuvent être intervertis ; la femme ou l'homme ne sont plus, dans ce cas, dans leur sphère normale.

Les tempéraments lymphatiques sont de l'ordre passif, ils constituent un terrain propice à l'aménorrhée, à la dysménorrhée, à la chlorose, à l'hystérie, maladies particulières à la femme ; au nervosisme, à l'anémie, à la phymie et à la tuberculisation, que l'on retrouve chez les deux sexes.

Les corps physiques peuvent se trouver dans un état de consomption sans qu'aucune autre maladie s'y produise. Ils dépérissent simplement parce que les matériaux nutritifs qui leur sont fournis sont en plus petite quantité que ceux qui sont journellement consommés pour les divers usages de la fabrique animale.

C'est la misère physiologique, d'abord simple, puis avec tout son cortége d'affections pulmonaires, étroitement lié à un vice de nutrition.

La phthisie pulmonaire, cette maladie si redoutée et si redoutable, qu'elle naisse sous la forme de pneumonie caséeuse ou de granulations tuberculeuses, ses causes premières résident dans des aliments imparfaitement assimilés, ainsi que dans l'insuffisance des éléments de combustion. L'une et l'autre de ces causes peuvent agir simultanément, ou séparément.

y a des cas de consomption dûs à des maladies

collatérales : l'une des branches du système élaborateur pourra se trouver affectée de diverses manières par des lésions ou des obstructions ; un organe particulier pourra être défectueux soit dans son développement, soit dans l'accomplissement de ses fonctions ; plusieurs autres causes de perturbation pourront exister. Chacune de ces complications sera soumise au traitement qui lui conviendra sans interrompre le traitement général qui s'adressera plus directement à la consomption proprement dite.

Le traitement s'impose de lui-même : Dans un cas de consomption pure et simple, résultant de l'emploi d'une plus grande quantité de matière organique que celle qui est élaborée par la fabrique animale pour une période donnée, un régime riche surtout en substances albumineuses et grasses est indiqué. Si l'appareil digestif est en défaut, si les substances introduites comme aliments ne sont pas proprement digérées et élaborées, il faudra en rechercher la véritable cause, et y remédier par des moyens thérapeutiques.

Les tempéraments de l'ordre actif constituent un terrain propice aux surprises de toutes natures, aux phlegmasies de toutes sortes, quelque soit le sexe. Les formes atrabilaires et névropathiques ont souvent l'anémie pour cortége; la digestion est viciée, la nutrition est devenue défectueuse, le liquide sanguin s'est appauvri, malgré une certaine corpulence, malgré une obésité. Nous voyons apparaître, chez l'homme, le nervosisme, chez la femme l'hystéralgie, combinés chez tous les deux avec l'hypocondrie.

Lorsque les corps physiques produisent au-delà de ce qu'il dépensent, nous avons l'antithèse de la misère physiologique : c'est l'état de pléthore.

Le tempérament sanguin proprement dit n'a pas de tendance vers la phymie; mais lorsque apparaît la phase sanguino-bilieuse, il y a des indications thérapeutiques à remplir surtout du côté du foie et de l'intestin. Quant aux phases atrabilaire et névropathique, elles réclament toute notre sollicitude eu égard à l'anémie qui acquiert insidieusement droit de cité dans l'économie, ainsi que les phénomènes nerveux qui finissent par dominer toute la scène pathologique.

Le rôle important, dévolu à la fonction épithéliale dans l'économie, met cette fonction en jeu dans un grand nombre de processus pathologiques.

Les plaies superficielles, de même que les plaies profondes, appellent de leur côté une hypergénésie de la fabrique animale.

C'est une brèche à réparer; les matériaux y affluent en surabondance : les cellules protéennes s'ajoutent une à une pour combler le vide existant. Pour protéger ce travail néo-cellulaire, la fonction épithéliale intervient comme phénomène pathologique : c'est la pyogénie, qui tend à constituer un revêtement, si la plaie est superficielle; une occlusion, si la plaie est profonde. Dans l'un et l'autre cas, le surplus du pus est éliminé par la surface.

Le vide une fois comblé, le travail néo-cellulaire cesse; le pus se dessèche sous forme de croûte caduque, sous laquelle les dernières cellules protéennes reconstituent une épiderme nouveau.

Lorsque, au lieu d'une plaie, on a une lésion sans issue au dehors, le pus s'accumule dans l'intérieur de l'économie, y forme des phlegmons ou des abcès, qui la troublent à divers degrés. Parfois ces phlegmons et ces abcès se fraient un passage vers l'un des conduits épurateurs de l'économie, dans lequel ils se déversent. D'autres fois il y a épanchement, ou dissémination du pus; l'économie en est contaminée : il y a pyohémie dans l'acception large du mot, car nous ne croyons pas à la résorption du pus par le système de la circulation, lequel est un réservoir clos, sans solution de continuité. Lorsque un abcès, par extension, y occasionne une solution de continuité passagère, l'entraînement du pus devient une possibilité. Toutefois il y aura pyohémie essentielle dans le cas de phlébite suppurative.

L'infection dite purulente, à la suite du traumatisme, est un phénomène connexe de la pyogénie. C'est une *septicémie animale* analogue à la *septicémie palustre :* la première donnant naissance à la fièvre traumatique; la seconde à la fièvre dite intermittente.

Quelques mots sur la septicémie palustre sont nécessaires à l'intelligence de ce qui me reste à dire, quant à présent, sur l'infection purulente.

La fièvre intermittente comme les fièvres remittente, pernicieuse et jaune, ne sont que des symptômes de la maladie proprement dite, c'est-à-dire de l'empoisonnement palustre.

Lorsque des matières végétales sont soumises à des alternatives de chaleur et d'humidité, à ciel ouvert, c'est la condition *sine qua non*, elles se décomposent, se putréfient ou fermentent. Un *quid ignotum* de provenance végétale, résultant de cette putréfaction ou fermentation, s'élève des eaux stagnantes où le phénomène s'opère, se répand dans l'atmosphère ambiante. Quiconque est dans un état qui n'est pas celui de la santé, a une prédisposition à contracter la septicémie palustre. Les fonctions digestives sont atteintes les premières : il y a embarras gastrique. Bientôt la fonction hépatique se ralentit, la sécrétion biliaire devient défectueuse, la constipation survient : il y a vomissements. Des troubles dans la circulation ne se font pas longtemps attendre; la rate s'engorge et se tuméfie ; le système nerveux se décoordonne : il y a délire. Des accès successifs de fièvre, froids et chauds, forment le complément de cette pathogénie.

La fièvre pernicieuse et la fièvre jaune sont des symptômes de septicémie palustre à formes graves.

Les noyaux que contiennent les cellules végétales fournissent les matériaux à ce groupe de septicémies. Les localités, peut-être aussi les espèces végétales, déterminent les variétés ou les espèces.

Je laisse de côté la question de périodicité de ces fièvres : la périodicité n'est pas particulière aux fièvres symptomatiques de la septicémie palustre.

Je poursuis la question de septicité : ce qui prouve l'empoisonnement dans cette maladie, c'est le traitement qui jusqu'ici a paru le plus efficace dans les contrées où elle est endémique. Dans l'Amérique, où j'ai eu l'occasion de l'étudier, on a recours aux vomitifs et aux purgatifs jusqu'à disparition complète du symptôme fièvre : c'est l'élimination du poison. Puis viennent les toniques, les quinquinas et leurs dérivés, les stimulants avec alimentation réparatrice.

J'omets une foule de détails ; les traits généraux devant suffire au but que je veux atteindre ici, c'est-à-dire démontrer l'affinité qui existe entre des maladies en apparence si différentes.

Une plaie est le diminutif d'un marais : confinée par des tissus plus ou moins lésés par l'acte traumatique, ces tissus se mortifient, destinés qu'ils sont à être graduellement éliminés de l'économie, conjointement avec des cellules épithéliennes en décomposition, ou pus ; le tout croupissant dans le sérum qui occupe le bassin de cette plaie.

Lorsque le travail de réparation dont nous avons parlé (p. 99) s'accomplit dans les conditions normales, au point de vue pathogénique, c'est-à-dire aidé d'une bonne constitution, au milieu de bonnes conditions hygiéniques, la plaie guérit sans perturbation appréciable pour l'économie.

En pareil cas, c'est, comme nous l'avons déjà dit, la pyogénie pure et simple qui intervient comme fonction protectrice.

Lorsque, au contraire, ce travail de réparation s'effectue dans des conditions défavorables de tempérament et d'hygiène ; lorsque l'encombrement et la chaleur jouent un rôle, la fermentation s'introduit dans les détritus organiques de ladite plaie où elle engendre une substance septique, qui peut se répandre dans l'atmosphère, mais qui, dans la plupart des cas, s'accumule sur le lieu de production, contaminant tout le voisinage de la plaie. De proche en proche, le poison se propage jusqu'aux confins de l'organisme par l'intermédiaire de la circulation.

Il y a alors septicémie : les leucocytes sanguins se contaminent.

Les leucocytes ainsi contaminés, en parcourant l'économie, s'agglomèrent, donnent lieu à des embolies qui deviennent autant de noyaux, points de départ des abcès dits métastatiques.

L'infection dite purulente est donc une affection morbifique dont la cause réside dans la décomposition, la putréfaction ou fermentation, au contact de l'air, de substances animales, baignées de liquides organiques sous l'influence d'une chaleur oscillante.

Dans ces conditions, les noyaux des tissus en décomposition, ainsi que les globulins des cellules épithéliennes, subissent une transformation encore à étudier, mais dont le résultat est un produit septique qui donne lieu aux phénomènes de la septicémie animale. Les variétés ou les espèces septicémiques dépendent de la région ou des tissus où leur production s'opère.

Un des symptômes de la septicémie animale est une fièvre remittente, comme la fièvre intermittente est un des symptômes de la septicémie palustre.

Il n'est pas étonnant que la rate, dans le cas de septicémie animale ou traumatique, comme dans celui de septicémie palustre, ne soit entre toutes les glandes celle qui s'affecte le plus directement, quand l'on songe à sa structure intime, sans parler de sa fonction, encore peu connue. C'est la glande qui élimine le plus lentement, pour ne pas dire difficilement, les substances qui y pénètrent par l'intermédiaire de la circulation.

Le traitement des plaies par l'alcool en topique et

celui de l'infection dite purulente par l'alcool en potion, sont les vrais corollaires de la pathogénie que nous venons d'exposer; mais l'indication la plus directe c'est de recourir aux évacuants pour éliminer le poison.

La fiévre puerpérale est une affection pathologique du même ordre; les lochies sont le foyer de l'infection ou empoisonnement.

La peste d'orient est une forme grave de septicémie animale.

La variole, le typhus et la dothiénentérie que je mentionne à dessein en conjonction, non-seulement trouvent leur place dans le même cadre nosologique, mais je crois, en outre, à une étroite affinité entre ces maladies, la première choisissant pour terrain l'épiderme; les deux autres, les muqueuses. Élles ont, comme symptôme commun, une fièvre continue, et, comme lésion analogue, des boutons de pus virulent.

En ce qui concerne la variole je n'ajouterai rien, pour le présent, à ce qu'en a dit mon excellent ami, le Dr Chairou [1] : l'encombrement, la chaleur

1. Épidémie et contagion. De la variole et de la vaccine. Lettre adressées à M. le docteur Ch. Girard. Paris, 1870, p. 14-18.

et l'humidité sont les agents pathogéniques du virus variolique.

Quant au typhus et à la dothiénenterie, je ferai remarquer, en passant, que l'intérieur des corps organisés, leur tube alimentaire en particulier, présente l'aspect d'une contrée à topographie variée (qu'on me passe cette comparaison), dont chaque site produit sa flore et sa faune particulières, ainsi que l'ont établi de nombreux travaux, parmi lesquels je citerai ceux de mon savant confrère, le Dr Joseph Leidy [2], de Philadelphie. Sous l'influence de conditions encore à définir, mais où l'encombrement et les privations jouent également un rôle, le typhus comme la dothiénentérie se déclarent et se propagent par contagion comme la variole.

La variole, la scarlatine, la rougeole, le typhus et la dothiénentérie constituent un groupe morbifique lié à la fonction épithéliale de revêtement soit épidermique, soit muqueux, tandis que les infections purulente et puerpérale, la peste d'Orient et l'angiohémie (Bouillaud) s'attaquent à l'épithelium flottant dans les liquides irrigateurs de l'éco-

(1) Une flore et une faune dans l'intérieur des animaux vivants. Dans les *Contributions smithsoniennes aux connaissances humaines*. Vol. in-4°. V. 1853 (avec figures.)

nomie, et par ceux-ci à la trame organique tout entière.

Le tableau suivant fera mieux ressortir notre pensée qu'une longue digression.

Septicémies.	palustres ou phytozymotiques	endémiques.	intermittente, rémittente, pernicieuse.
		épidémiques et contagieuses.	jaune. Choléra asiat.
	animales ou zoozymotiques.	idiopathique	Angiohémie.
		traumatiques et contagieuses.	traumatique propr. dite, puerpérale.
		endémiques, puis épidémiques par propagation.	Peste d'Orient. Scarlatine. Variole. Rougeole. Typhus. Dothiénentérie.

Dans ce tableau ne figurent pas les boutons d'Alep et de Biskra, la morve et le farcin, les affections charbonneuses, syphilitiques et cancéreuses, la tuberculose et la rage elle-même, qui tous présentent des caractères indubitables de septicité animale. Nous reviendrons plus tard sur ce sujet.

Un vaste champ d'explorations est ouvert aux chimistes, aux physiologistes et aux médecins. Bien des questions et des problèmes biologiques, incompris jusqu'ici, trouveront une solution dans des recherches scrupuleuses et dans une application philosophique de faits acquis à la science par les travaux de nos devanciers.

FIN

ERRATA :

Page 50, dernière ligne, au lieu de lasse, *lisez* : classe.

Page 67, ligne 3, au lieu de (p. 82), *lisez* : (p. 80).

Page 93, ligne 19, au lieu de qualificative, *lisez* : qualitative.

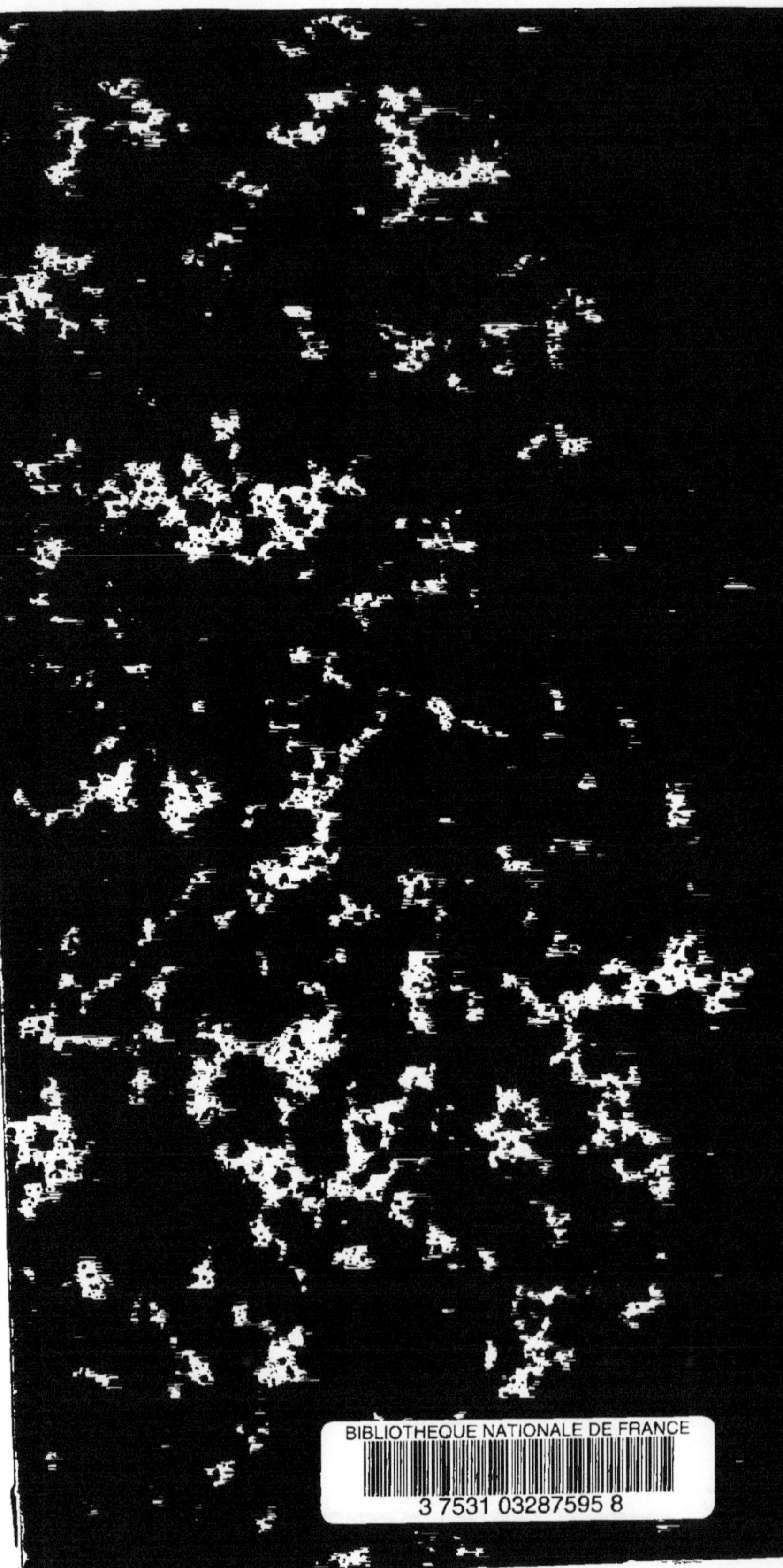

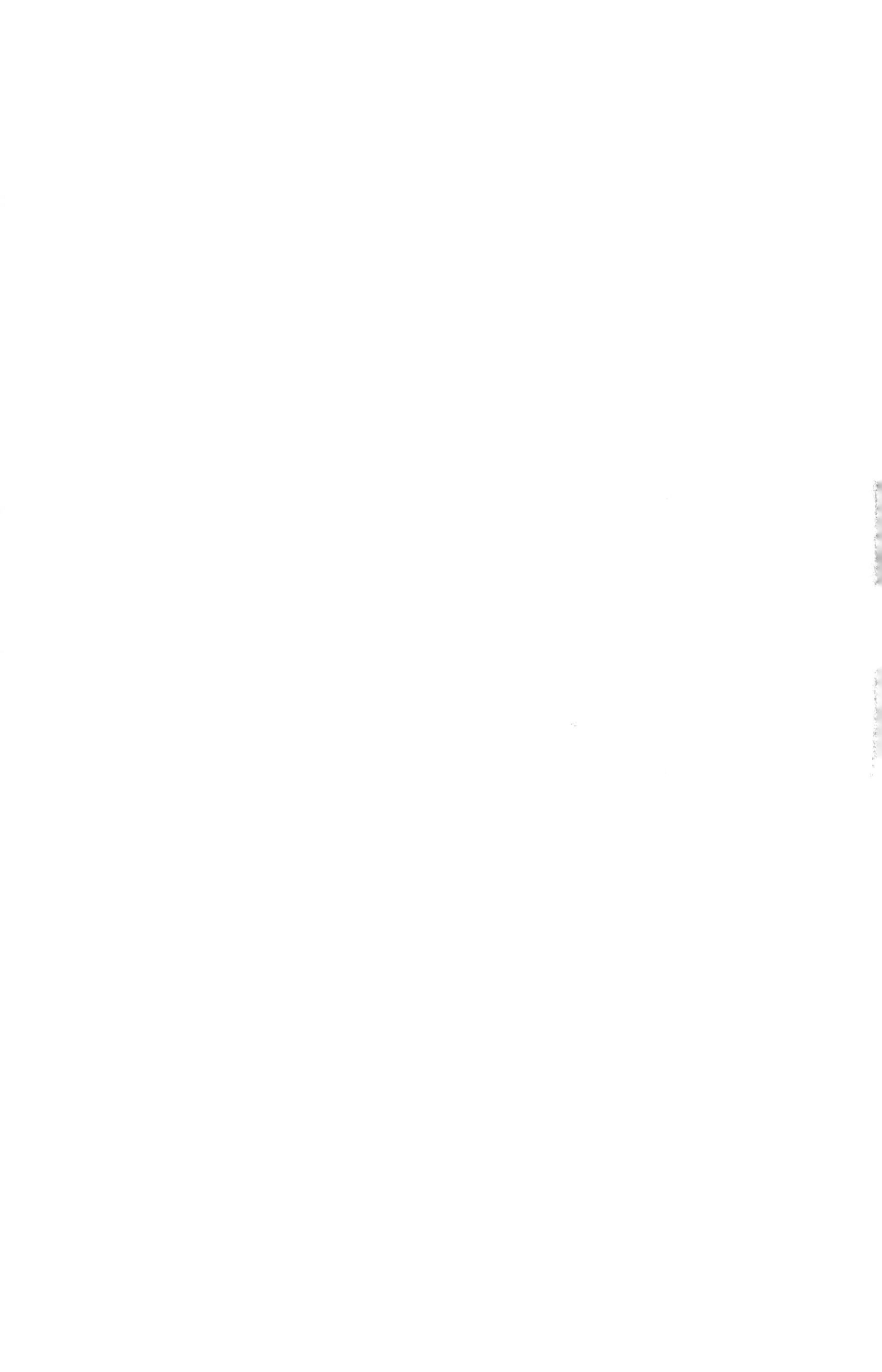

www.ingramcontent.com/pod-product-compliance
Ingram Content Group UK Ltd.
Pitfield, Milton Keynes, MK11 3LW, UK
UKHW012235240726
13966UKWH00003B/1104

9 782011 748140